OPHTALMOLOGISTES

mais pas que...

Petits ou grands ophtalmologistes, ils se sont illustrés en médecine, mais pas seulement !

Travail de thèse du Docteur Romain JAILLANT,
dirigé par le Professeur Yves POULIQUEN, de l'Académie française.

Syndicat National des Ophtalmologistes de France - 2018

Pour leurs infinies relectures et leur patience,
à ma famille

TABLE DES MATIÈRES

INTRODUCTION

Deux révolutionnaires, un contre-révolutionnaire, un écrivain à succès, un académicien, un encyclopédiste, un pape, un chirurgien des rois peu scrupuleux, l'inventeur d'une langue, l'inventeur de l'ancêtre des lunettes, le candidat d'une élection présidentielle, une championne de tennis, un champion de rugby, un aveugle, des savants en tout genre, des philosophes, un transsexuel et, en raison de la misogynie des siècles passés, une seule femme.

Ils sont tellement différents, leurs vies sont si diverses et pourtant, un point commun les réunit. Ils sont ophtalmologistes. Tous, à un moment ou l'autre de leur existence se sont penchés sur ce tout petit organe, si merveilleux et si bien fait : l'œil !

Dans un ordre chronologique, cette anthologie raconte la destinée de ces hommes, dont chacun à sa manière, a fait avancer l'histoire de notre discipline tout en s'illustrant dans un autre domaine. Deux parties émergent.

Une première qui commence à l'Antiquité pour s'achever à la Renaissance. A cette époque, l'œil et la vue demeurent d'immenses mystères et ceux qui s'intéressent à ces questions sont bien souvent des savants plus que des médecins au sens où on l'entend aujourd'hui. D'ophtalmologistes, ils n'en ont pas le titre puisque la discipline n'existe pas encore, mais on doit bien convenir aujourd'hui que ces grands hommes furent les pionniers de notre science.

Dans la deuxième partie, qui commence à la Renaissance, le contexte évolue. L'ophtalmologie est désormais reconnue et des hommes en font leur métier. Parmi eux, certains se distinguent aussi dans d'autres voies. L'histoire, ancienne ou plus récente, n'a bien souvent retenu d'eux que cette deuxième facette de leur talent et l'on sera surpris de découvrir quels grands ophtalmologistes se cachent derrière des destins passés à la postérité pour d'autres raisons.

Ce travail de thèse, c'est le récit de vies d'hommes. Des vies singulières, qui ont toutes participé à l'écriture de la Grande Histoire de notre spécialité.

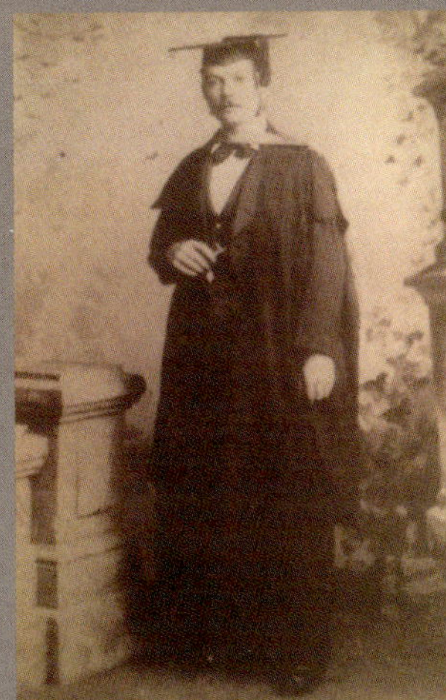

Conan Doyle le jour de sa thèse
1881

PRÉAMBULE

Avant de débuter tout travail de thèse, la première question à se poser est naturellement celle du sujet.

Portant un intérêt à l'histoire, j'avais d'abord pensé à un travail sur le passé de l'ophtalmologie. Mais quelques recherches m'indiquèrent bien vite que d'autres s'en étaient déjà chargés, accomplissant leur tâche avec talent. La grande histoire de l'ophtalmologie de Julius Hirschberg[1], publiée de 1899 à 1918 notamment, ne peut souffrir d'aucune comparaison. J'oubliais donc cette option, en tout cas sous un format classique.

Durant mon internat, j'ai longtemps collaboré à l'écriture d'un magazine pour lequel je tenais notamment une rubrique de portraits. Il s'agissait, sous forme d'interviews, de s'intéresser à la destinée de médecins hors du commun. Pour figurer dans « À la carte », tel était le nom de ma rubrique, il n'était pas question d'honneurs ni de titres, la reconnaissance médicale n'était pas la priorité. Avait sa place tout médecin, à la seule condition qu'il se soit illustré brillamment dans un domaine différent de celui de la médecine clinique. Politique, arts, économie, humanitaire, littérature… Aucune limite, pas de règle !

C'est ainsi que m'est venue l'idée de ma thèse : Pourquoi ne pas tout simplement décliner cette approche à l'ophtalmologie ?

Dans ce cheminement, une question d'importance restait en suspens. Y aurait-il des candidats, suffisamment de matière en quelque sorte ? Et là, surprise ! Après un rapide recensement, il apparaissait que les ophtalmologistes bénéficiaient bel et bien de leur lot de parcours hors du commun ! Il restait à les placer sur une frise chronologique pour concilier histoire, biographies, et donner du sens à ce collectif nouvellement constitué. Le sujet était trouvé !

J'en conviens, on ne reconnaîtra pas dans cette démarche la rigueur scientifique de l'evidence based medicine. Une étude s'étendant de 500 avant Jésus-Christ au XXIe siècle, c'est inhabituel. Le critère d'inclusion : « destinées hors du commun », par nature subjectif, est bel et bien dépourvu d'objectivité et de précision, qualités que nous recommandent les règles de l'art. Quant à l'absence de randomisation, je plaide coupable ! Des cas sciemment choisis et certainement pas à l'aveugle. Alors je devance ici les questions.

Oui, Avicenne aurait eu toute sa place dans cette anthologie, au même titre qu'Hippocrate ou d'autres ! Mais on a tellement écrit sur ces personnages que j'ai préféré faire un autre choix.

Oui, il est discutable de considérer que Léonard de Vinci, comme d'autres scientifiques cités parmi les personnages, était ophtalmologiste. Certes il n'avait pas la qualification de médecin, mais comment ignorer que l'un des plus grands génies de l'histoire se soit à ce point passionné pour les yeux ?

Oui, les Parinaud, Bates, Katzin, Gass, Morax et tous les artisans de l'ophtalmologie moderne à qui nous devons tant, auraient peut-être pu faire l'objet d'un chapitre. Mais là, pas de confusion. S'ils se sont illustrés c'est principalement en raison de leur contribution à l'ophtalmologie et non pas grâce à l'originalité d'une deuxième carrière.

Demeuraient ensuite d'autres épineuses questions difficiles à trancher. Du temps du magazine auquel je collaborais, nous en aurions discuté en comité de rédaction. Voilà je pense, quelles auraient été les conclusions de nos réunions à propos de ces personnages « litigieux ». Alors, fallait-il ou non les traiter ?

MATÉRIELS ET MÉTHODES

- **TYPE D'ÉTUDE :** Descriptive
- **DATES D'INCLUSION :** 500 av. J.-C. à aujourd'hui
- **RANDOMISATION :** Absence
- **CRITÈRE D'INCLUSION :** Destinée hors du commun
- **CRITÈRE DE JUGEMENT :** Composite et subjectif

Brian Stidham[2] et Bradley Schwartz ? ...
Le règlement de comptes qui opposa ces deux confrères, Bradley Schwartz mandatant un tueur à gage pour assassiner Brian Stidham en 2004 ? Cela m'a semblé trop immoral. Certes il s'agissait d'un sujet grand public qui à ce titre aurait présenté un intérêt, mais également d'une infraction à l'éthique. Je me suis interdit de les mettre en avant l'un et l'autre.

Ayman Al-Zawahiri, chef du réseau terroriste Al-Qaïda et médecin personnel d'Oussama Ben Laden ? N'en parlons pas !

Bachar El-Assad ?
Bien qu'il ait étudié l'ophtalmologie en Europe avant l'exercice du pouvoir en Syrie, j'ai préféré m'abstenir de lui consacrer un chapitre dans le cadre de cet ouvrage étant donné la période trouble que connaît actuellement son pays. Pour plus de détails sur la première partie de sa vie, je vous renvoie à ma thèse.

Charles Horace Mayo[3], fondateur de la clinique éponyme, le premier à avoir eu l'idée de réunir les différents spécialistes dans un même endroit : la clinique ?
Jacques Sourdille[4], membre éminent de la résistance pendant la Seconde guerre mondiale et politicien français ayant donné son nom à une clinique renommée ?
Jules Stein[5], cet ophtalmologiste américain fondateur de la Music corporation of America ?

Trois destins remarquables et des réalisations au-delà de la médecine. Mais leurs réussites, pour importantes qu'elles étaient, justifiaient moins leur présence que d'autres selon mes critères. Et savoir choisir, c'est renoncer !

Puisqu'il est ici question de méthode, il me semble essentiel de préciser encore un point : la question des sources. Là non plus, pas de règle absolue, puisque pour chaque personnage l'approche documentaire a été différente. Les sources pour certaines figures étaient abondantes et le recoupement de quelques articles ou livres bien documentés étaient suffisants pour se faire une idée précise du personnage et obtenir des références claires.
Pour d'autres, le travail de documentation a été beaucoup plus fastidieux et je remercie les nouvelles technologies de l'information qui m'ont évité de nombreux allers retours dans les différentes bibliothèques de Paris et d'ailleurs. Les encyclopédies en ligne, Pubmed et l'achat de livres au format numérique se sont révélés d'un franc secours en offrant un accès simple à des

documents éparpillés. Mais le plus remarquable apport aura été celui de la BIUM, la Bibliothèque Interuniversitaire de Médecine, qui a entrepris un travail de mise en ligne des écrits des auteurs anciens auxquels on accède depuis chez soi avec une grande commodité.

Auparavant, il était nécessaire de faire une demande officielle pour obtenir ces ouvrages que l'on ne pouvait consulter que sur place et sous contrôle. Il est fascinant de voir aujourd'hui s'afficher sur un écran en quelques clics, les écrits médicaux rédigés au fil des siècles, à la lumière d'une lampe à huile ou d'une bougie, par les grands noms de l'ophtalmologie d'alors.

Pour ce qui est de la part de l'imaginaire et du réel, je réponds que le travail du biographe est à l'image de ces jeux éducatifs pour enfants qui consistent à relier des points par des traits, l'ensemble de la figure ainsi constituée représentant une image. Les points, ce sont les pièces à conviction historiques, les faits objectifs, les références : un texte d'époque, un article scientifique publié par le personnage, une citation authentique, une interview, la présence certifiée de notre homme à tel ou tel endroit. Le trait, c'est la nécessaire interprétation qui donne sens à l'ensemble, et que je me suis efforcé de réduire au maximum.

Finalement ce travail, ce sont des méthodes, de la recherche mais surtout de l'énergie et de la passion. Que vous trouviez une satisfaction à le lire serait la plus belle des récompenses.

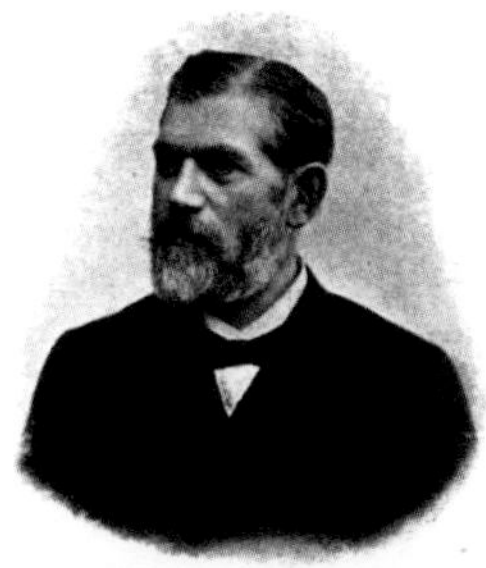

Julius Hirschberg (1843 - 1925), ophtalmologiste et auteur de « L'histoire de l'ophtalmologie »

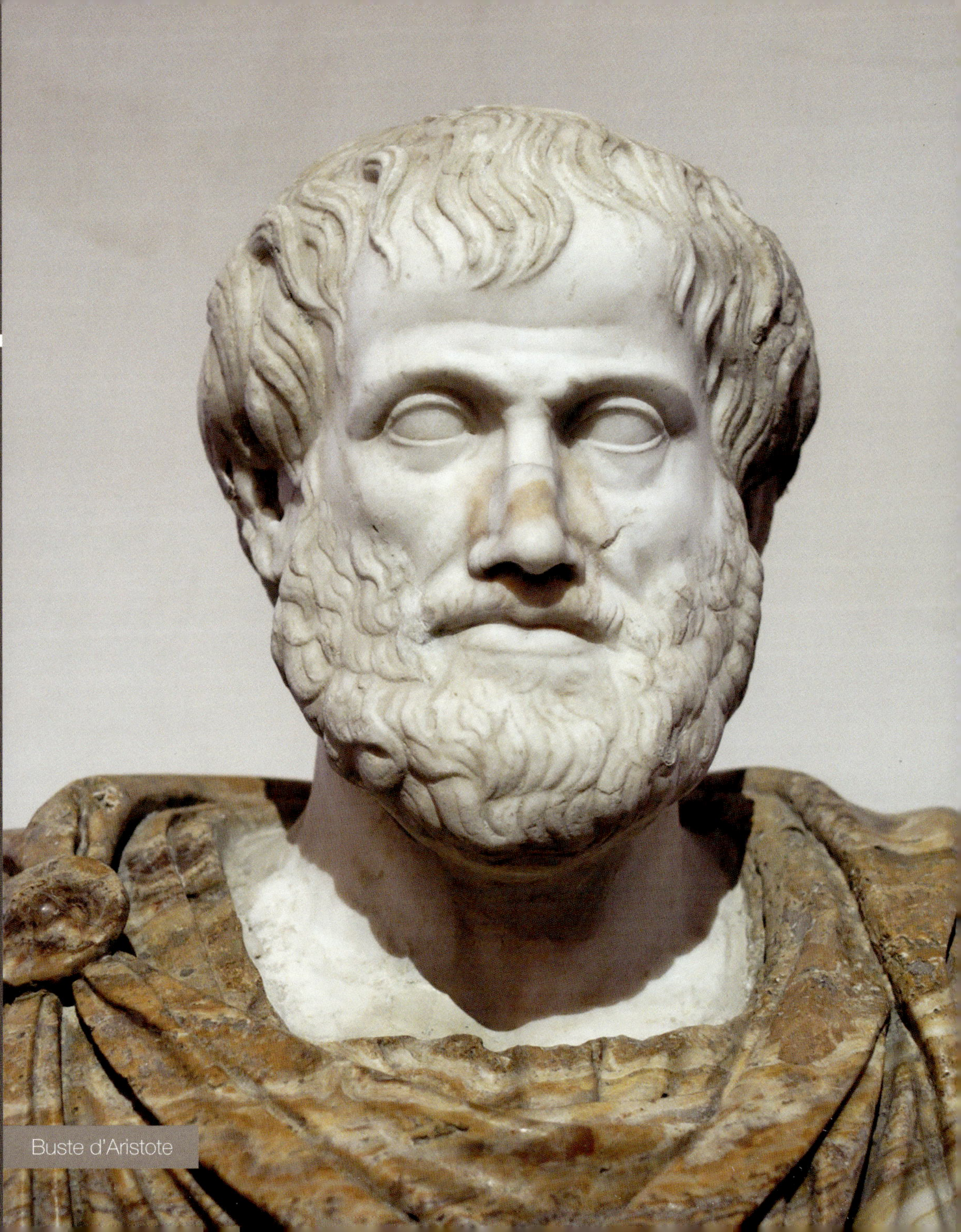

Buste d'Aristote

PREMIÈRE PARTIE

La naissance d'une discipline

CHAPITRE 1 :
LES QUESTIONS D'ARISTOTE

ARISTOTE 384 - 322 AV. J.-C.

Né en 384 avant J.-C. d'un père médecin, Aristote refuse la voie de la médecine. Il devient un philosophe à l'image de son temps : savant dont les frontières ne connaissent pas de limites. À cette époque, l'étude de l'optique et de la vue n'est pas le monopole du médecin et, avec plus ou moins de succès, Aristote s'y consacre. Le précepteur d'Alexandre le Grand, laisse des réponses, mais aussi et peut-être avant tout, des questions…

« La vue est à l'oeil ce que l'intelligence est à l'âme.
Le miracle de la vue, tout comme celui de l'âme,
avec lequel il partage un mystère immense,
constitue l'un des plus grands puzzles
pour la compréhension humaine ».

ARISTOTE

Celui qui résume le mieux le savoir antique en matière d'ophtalmologie, c'est sans doute Aristote. Fils de médecin il refuse la carrière paternelle pour celle de la philosophie qu'il apprend auprès de Platon et devient à son tour un maître de la pensée. Il crée au lycée d'Athènes sa propre école de philosophie, l'école péripatéticienne.

« Pourquoi voit-on l'éclair avant d'entendre le tonnerre ? »

Savant touche-à-tout à l'image de son époque, c'est aussi pour la diversité des sujets qu'il traite, qu'Aristote est connu. Physique, métaphysique, biologie, éthique, politique, langage, logique, poétique, rhétorique... Rien n'échappe au regard de ce génie, qui malgré ses choix de jeunesse, ayant privilégié la philosophie à la médecine, se retrouve parfois au chevet du corps humain.

Loin de sa discipline maîtresse, il se passionne notamment pour l'optique et les yeux. Sa place dans l'histoire de l'ophtalmologie n'est pas à discuter. Mais curieusement, de son recueil de questions-réponses « Problèmes »[6], plus encore que les réponses, ce sont les questions qui interpellent.

Dans cet ouvrage, au cœur même de l'antiquité, on découvre un savant qui n'hésite pas à mêler rationnel et philosophie, prêt par exemple à mettre en parallèle la nature de l'être humain et le strabisme dont il peut parfois souffrir. « Pourquoi l'homme, créature au-dessus de toutes les autres, louche-t-il ? ».

Une question qui aujourd'hui pourrait sembler absurde ou farfelue, un peu comme cette grande préoccupation du génie pour la température de l'organe puisqu'il en parle à deux reprises, se demandant d'abord *« Pourquoi les yeux ne gèlent pas ? »* puis *« Pourquoi les larmes du chagrin sont chaudes, alors que celles de la maladie froides ? ».*

D'autres interrogations apparaissent plus sensées, comme celles résolues par de simples règles de parallaxe qui pourtant semblent donner beaucoup de peine à Aristote :
« Pourquoi vise-t-on mieux quand un œil est fermé ? »
« Pourquoi voit-on tout mieux avec les deux yeux, mais la ligne droite mieux à un œil ? ».

Il semble que le précepteur ait transmis avec succès sa passion pour les grandes questions

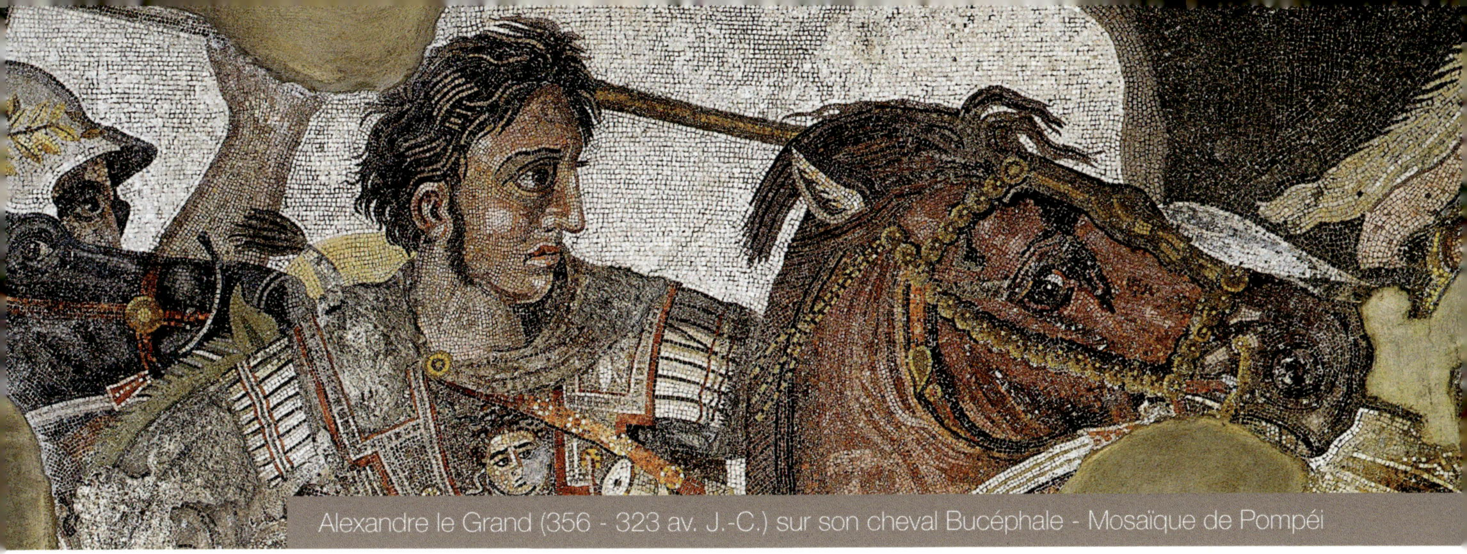

Alexandre le Grand (356 - 323 av. J.-C.) sur son cheval Bucéphale - Mosaïque de Pompéi

à son disciple. On retrouve en effet sous la plume d'un certain Alexandre[7] nombre d'énigmes, qui apparaissent fondées par une semblable imagination, comme quand il se demande « *Pourquoi on voit des étoiles devant les yeux quand on éternue ou que l'on vomit ?* ».

L'aurait-il cru, le grand conquérant, si on lui avait dit qu'un jour ces mystères se trouveraient résolus par la physique ou la chimie ? Et qu'ainsi, la différence de vitesse de propagation entre la lumière et le son permettrait d'expliquer « *Pourquoi voit-on l'éclair avant d'entendre le tonnerre ?* ».

Que la cinétique de régénération des pigments frappés par les photons dans les photorécepteurs permettrait de comprendre pourquoi « *Il faut un temps d'adaptation à la vue quand on passe de l'ombre à la lumière, ou l'inverse ?* ».

Ou bien encore que c'est le phénomène cérébral de neutralisation qui assure aux patients souffrant de strabisme congénital de ne pas voir double – comme il l'avait noté à juste titre : « *Alors que si on décale un œil, on voit double. Pourquoi les gens qui souffrent de strabisme congénital ne voient-ils pas double ?* »

Au IVe siècle avant J.-C., loin de la biophysique, des cellules et des molécules, l'ophtalmologie est encore un grand chantier, et la conclusion sera celle d'Aristote :
« *La vue est à l'œil ce que l'intelligence est à l'âme. Le miracle de la vue, tout comme celui de l'âme, avec lequel il partage un mystère immense, constitue l'un des plus grands puzzles pour la compréhension humaine* ».

CHAPITRE 2 :
LA PREMIÈRE CATARACTE

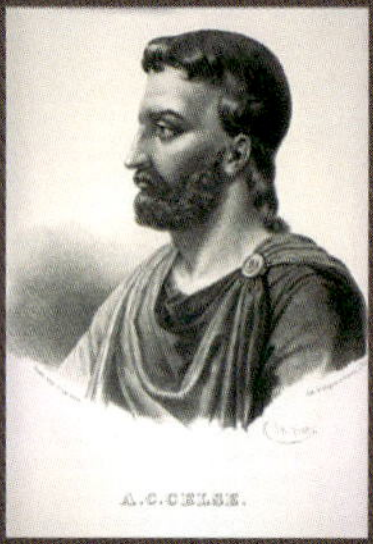

AULUS CORNELIUS CELSUS - DIT CELSE (29 av. J.-C. – 37 ap. J.-C.)

Né avant le Christ, mort après lui. On ne sait presque rien de sa vie. C'est un encyclopédiste romain, qui a livré au monde moderne l'un des plus complets témoignages sur la pratique de la médecine antique. Il y a deux mille ans, il fut notamment le premier à avoir décrit la technique de la chirurgie de la cataracte. Mais en réalité, le premier chirurgien des yeux n'était pas médecin...

« Avant l'opération on doit,
pendant trois jours, prendre peu de nourriture,
ne boire que de l'eau et observer,
la veille, une diète complète. »

CELSE

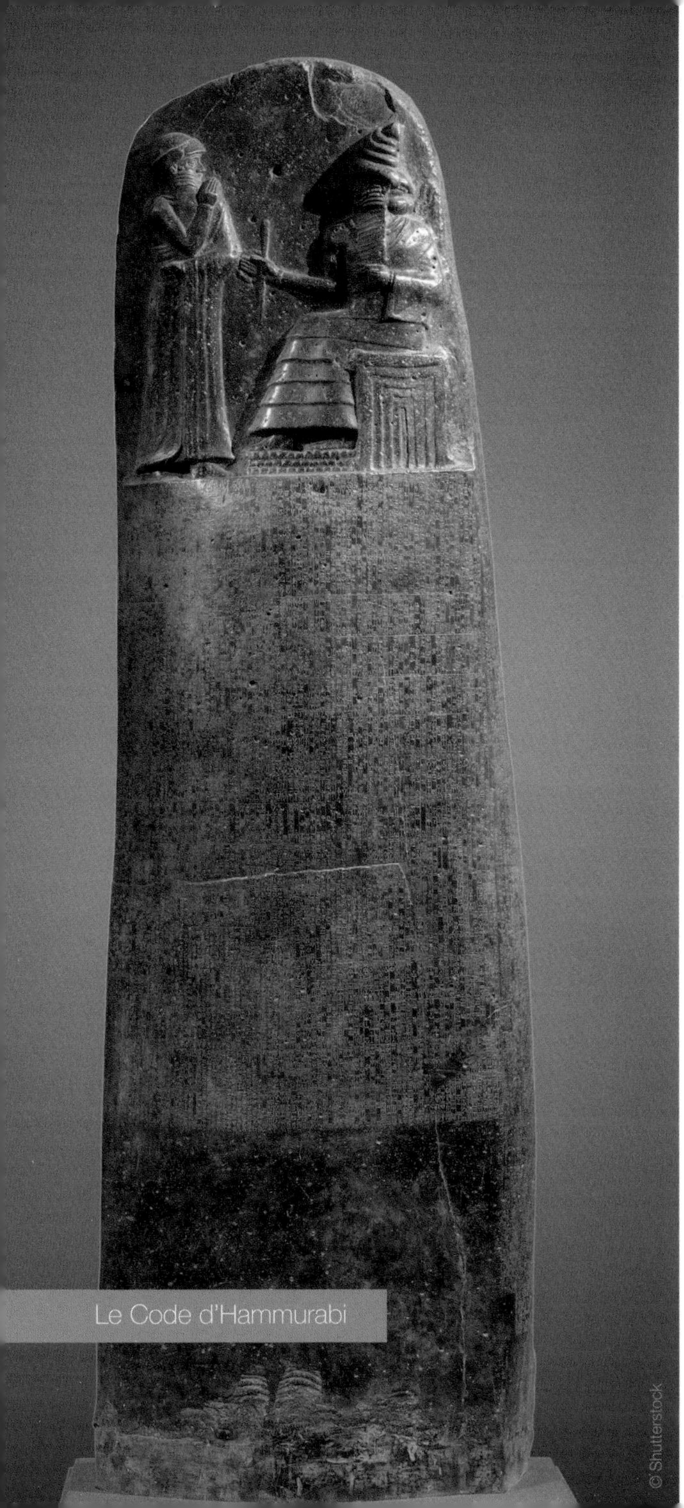

Le Code d'Hammurabi

© Shutterstock

Une vieille légende grecque raconte que quand la vue des chèvres baissait, elles se rendaient dans un buisson et s'y frottaient les yeux pour qu'une épine les perfore et abaisse la cataracte[8]. Ainsi, explique-t-on dans le monde antique, l'origine de la chirurgie de la cataracte.

La réalité, on s'en doute, est toute autre puisque différentes traces dans les civilisations indiennes, sumériennes et chinoises, laissent à penser que cette chirurgie se pratiquait déjà il y a 4000 ans, bien avant les Grecs. Des mesures qui figurent dans le code d'Hammourabi[9] - ce fameux texte de loi mésopotamien - en encadraient la pratique : « *Si un médecin pratique une grande incision avec un bistouri et guérit, ou s'il ouvre une taie avec un bistouri, et sauve l'œil, il doit recevoir dix shekels d'argent.* »

Ce texte, qui institutionnalise la loi du talion, prévoit même des sanctions pour le chirurgien en cas d'échec :
« *Si un médecin pratique une grande incision avec un bistouri et tue son malade, ou s'il ouvre une taie avec un bistouri, et perd l'œil, on lui coupera les mains.* »

De quoi tempérer les ardeurs des opérateurs, qui pouvaient être en revanche plus détendus quand ils intervenaient sur un esclave :
« *Si le médecin a ouvert une taie avec le bistouri chez un esclave, et perdu l'œil, il devra payer la moitié de la valeur de l'esclave.* »

On le voit, la pratique de la chirurgie de la cataracte est ancestrale et les Grecs n'étaient pas les premiers à la pratiquer.

Ironie de l'histoire, la plus ancienne description de l'acte qui nous soit parvenue, provient de la plume d'un homme qui ne l'avait jamais pratiqué. Il n'est ni médecin, ni grec. Un vulgaire Latin. Aulus Cornelius Celsus, encyclopédiste dont on ne sait presque rien.

« De Artibus », son œuvre maîtresse, une encyclopédie colossale[10] traitant de l'agriculture, de l'art militaire, de la rhétorique, de la philosophie, de la jurisprudence et de la médecine est aujourd'hui disparue. En revanche, une petite partie de l'un de ses traités médicaux nous est parvenue, l'un des huit livres constituant « de Arte Medica ». Une source majeure de nos connaissances du savoir médical antique, dans lequel figurent notamment les descriptions d'actes de chirurgie des yeux. On y trouve, comme des recettes de cuisine à la portée de tous, les indications pour inciser un chalazion, retirer un ptérygion, lever un symblépharon, traiter un trichiasis ou un ectropion.

La description la plus illustre, et certainement la plus importante, est celle qu'il fait de l'abaissement de la cataracte. Son propos, si rarement cité, débute par l'introduction des différentes formes cliniques et de leur pronostic :
« *Cette affection des yeux offre plusieurs variétés, dont les unes sont curables, les autres incurables. La cataracte est-elle petite, immobile ? A-t-elle un reflet d'eau de mer ou d'acier poli, et laisse-t-elle sur les côtés quelques sensations de lumière ? Il y a espoir. Mais, est-elle volumineuse ? Le noir de l'œil a-t-il perdu sa configuration naturelle et est-il déformé ? La cataracte est-elle de couleur azurée ou jaune d'or ? Est-elle mobile et vacillante ? la guérison est presque impossible. Cette affection est d'autant plus sérieuse qu'elle provient d'une maladie grave, de douleurs de tête plus intenses ou d'un coup plus violent.* »

Dans ce paragraphe, on élimine les diagnostics différentiels de perte visuelle irréversible, comme

celui du glaucome, et l'on se prémunit des cataractes secondaires et traumatiques souvent accompagnées d'autres dommages oculaires. Puis Celse précise les patients qui lui semblent être les meilleurs candidats à l'intervention :
« *Ni la vieillesse, âge dans lequel, même sans maladie, la vue est affaiblie, ni même l'enfance ne sont propices pour l'opération. C'est l'âge intermédiaire qui convient.* »

Et déjà il avait noté ce qui aujourd'hui encore, nous met dans les meilleures dispositions pour opérer :
« *Un œil qui n'est ni petit, ni enfoncé est dans d'assez bonnes conditions pour la cure.* »

« Un œil qui n'est ni petit, ni enfoncé est dans d'assez bonnes conditions pour la cure. »

La suite concerne la « maturité » de la cataracte, élément important à cette époque pour s'assurer une bonne prise et éviter que l'aiguille ne s'enfonce sans parvenir à déplacer l'organe malade.

« *Du côté de la cataracte, il faut un certain degré de maturité. On attendra donc qu'elle paraisse avoir perdu sa fluidité et acquis une certaine consistance.* »

Puis c'est la description de l'intervention, qui débute par la préparation du malade. Aucun détail ne manque :
« *Avant l'opération on doit, pendant trois jours, prendre peu de nourriture, ne boire que de l'eau et observer, la veille, une diète complète. Le patient ainsi préparé, est placé sur un siège tourné du côté du jour dans une chambre bien éclairée, et en ayant en face la lumière, tandis que le médecin s'assied vis-à-vis et un peu plus haut. Par derrière, un aide maintient la tête immobile, car le moindre mouvement pourrait causer la perte irréparable de la vue. Bien plus, afin de mieux immobiliser cet œil, on applique sur l'autre de la laine qu'on fixe avec une bande. L'œil gauche doit être opéré avec la main droite, et le droit avec la gauche.* »

Le malade ainsi conditionné, l'intervention peut démarrer. De manière empirique, les chirurgiens avaient déjà repéré le lieu exact pour enfoncer l'aiguille sans risquer de léser la rétine :
« *On prend alors une aiguille assez pointue pour pénétrer, mais non trop grêle et on l'enfonce directement à travers les deux tuniques*

superficielles, au milieu de l'espace compris entre le noir de l'œil et l'angle temporal, à distance du milieu de la cataracte pour ne pas léser les vaisseaux. »

Dans le paragraphe suivant, Celse décrit la technique d'abaissement de la cataracte par laquelle l'aiguille luxe[11] l'organe opaque, en dehors du champ de vision.

« On poussera la cataracte sans timidité (...) Puis on incline l'aiguille et on lui imprime un léger mouvement de rotation. On conduit peu à peu la cataracte au-dessous du champ de la pupille ; celui-ci une fois franchi, on la presse assez fortement pour l'enfoncer à la partie inférieure de l'œil. Si elle s'y maintient, l'opération est terminée ; si elle remonte aussitôt il faut la taillader avec la même aiguille et en disperser les débris qui, séparément, sont plus faciles à cacher et font moins obstacle à la vision. On doit ensuite retirer l'instrument en ligne droite. »

Enfin, Celse conclut par les soins post-opératoires : *« Il faut appliquer sur l'œil de la laine douce enduite de blanc d'œuf, un remède propre à réprimer l'inflammation, et fixer le tout avec un bandage. Quant aux aliments c'est assez tôt d'en accorder le second jour. On les donne liquides d'abord, pour ne pas fatiguer les mâchoires. Ensuite, lorsque l'inflammation est dissipée, tels qu'on les a conseillés pour les blessures. L'usage prolongé de l'eau pour boisson est indispensable. »*

L'intervention fut encore pratiquée à l'identique pendant des siècles, sans anesthésie, avec un taux de réussite inconnu et incertain.

Elle est même aujourd'hui, dit-on, encore réalisée ainsi par certains sorciers africains...

CHAPITRE 3 : L'ORGUEILLEUX

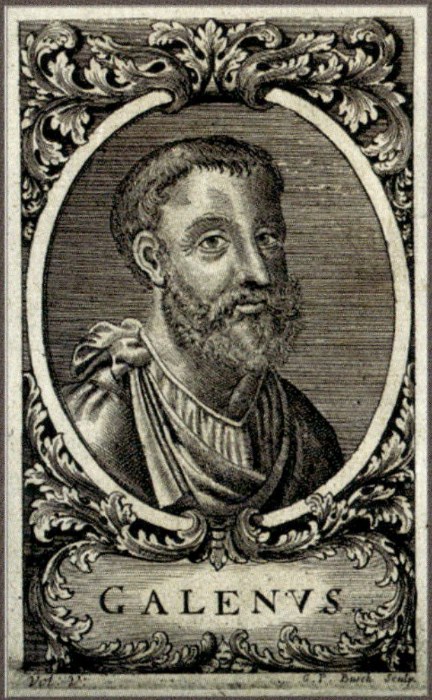

GALIEN DE PERGAME (129 - 216 AP. J.-C.)

Avec Hippocrate[14], le Ve siècle avant J.-C. voit la naissance d'une discipline, la médecine.
650 ans plus tard, en 129 après J.-C., naît à Pergame (en Asie mineure) Claudius Galien, le dernier des grands médecins grecs. Après lui, le Moyen Âge.
En ce IIe siècle après J.-C., la médecine n'a pas encore accouché de l'ophtalmologie, et Galien, comme tous les médecins est omnipraticien. Mais comme il n'hésite pas à l'écrire lui-même, sans doute est-il celui avec Hippocrate, qui a le plus contribué au progrès de la médecine antique et à celui de l'ophtalmologie d'alors.

« Hippocrate n'avait montré que le chemin. Moi seul en ai aplani toutes les difficultés comme Trajan avait rendu praticables les routes de l'empire Romain. »

CLAUDIUS GALIEN

Si en son temps Aristote avait préféré la philosophie à la carrière médicale de son père, pour le jeune Galien c'est l'exact inverse. Fils d'une vertueuse famille de Pergame[12], il est promis comme il se doit dans son milieu à un avenir de philosophe. Le garçon suit les enseignements de la rhétorique et de la pensée auprès des stoïciens, platoniciens, disciples d'Epicure, péripatéticiens... Mais il s'irrite de leurs contradictions et des débats qu'aucune preuve ne vient conclure. Ce jeune homme, qui aspire à comprendre, se lasse de n'obtenir jamais que de nouvelles questions dans des échanges qui lui apparaissent stériles. Alors, il choisit de « prendre ses distances avec les discours philosophiques » et cette discipline qui « l'afflige profondément »[13]. Sa décision est prise. Certains naissent médecin. Lui le deviendra.

« Hippocrate n'est pas une autorité pour moi comme pour la plupart. Je le suis parce que ses démonstrations sont sûres. »

A sa naissance, 650 ans séparent Galien d'Hippocrate[14]. Un demi millénaire s'est écoulé depuis le siècle prodige de Périclès et de Socrate, qui a vu naître la démocratie et plus discrètement, la médecine. Au siècle où plie la tyrannie, Hippocrate « réinvente » sa discipline. Avant lui le médecin était un peu philosophe, géographe ou marabout, avec lui il devient spécialiste dans l'art de s'occuper de la santé des hommes. Le malade est placé au sommet de la pyramide des soins et la déontologie prend une place nouvelle. Hippocrate redéfinit les règles ; et la maladie, qui auparavant était perçue comme un châtiment divin plus ou moins expliqué par un mélange de philosophie, de magie et de superstition, devient la conséquence d'éléments objectifs, comme les facteurs environnementaux, l'alimentation ou les habitudes. Dans l'arborescence du savoir, la médecine a définitivement quitté la philosophie.

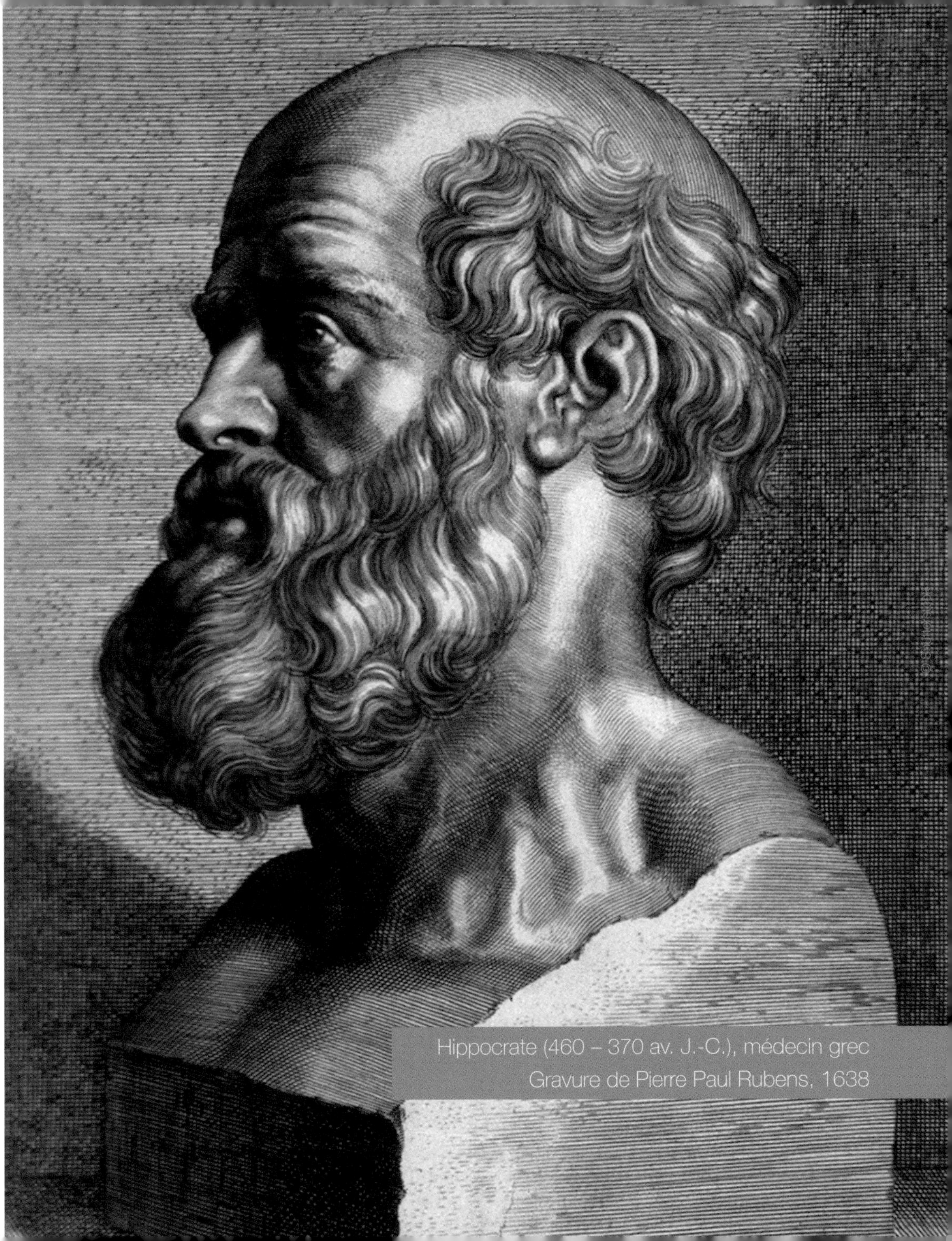

Hippocrate (460 – 370 av. J.-C.), médecin grec
Gravure de Pierre Paul Rubens, 1638

Au deuxième siècle après Jésus-Christ, quand Galien débute l'apprentissage de son métier, l'âge d'or grec n'est qu'un lointain souvenir : le Royaume de Pergame est passé sous domination romaine plus de deux cent ans auparavant. Mais les armées tiennent le pilum, pas la plume, et la ville demeure l'un des plus grands foyers de culture du monde gréco-romain. C'est donc dans les sanctuaires du savoir grec que le jeune Claudius découvre la médecine : à l'école de Pergame, qui est encore l'une des plus réputées du monde grec. On y trouve les manuscrits des anciens. Le Corpus hippocratique le plus abouti, à peine enrichi d'Aristote et d'Hérophile, y est enseigné par les maîtres.

Les jeunes années de Galien sont nourries d'Hippocrate. De sa déontologie, bien sûr. Mais aussi du raisonnement et de l'observation qui faisaient tant défaut à l'ère pré-hippocratique, davantage superstitieuse que rationnelle. La théorie sert la compréhension et Galien est bercé de physique des éléments. L'eau, la terre, l'air et le feu pour expliquer tout ce qui constitue la matière et l'énergie. La théorie des humeurs, transposition à l'organisme des quatre éléments, pour expliquer le vivant. L'organisme, réplique miniature de l'univers, est un parfait équilibre de sang, de lymphe[15], de bile jaune et d'atrabile[16]. Ainsi s'explique la santé et lorsque la « dyscrasie»[17] survient, la maladie apparaît, que seul le retour de l'harmonie permet d'interrompre. Diètes, saignées ou cataplasmes sont là pour y parvenir. Les préceptes d'Hippocrate seront les références d'une vie pour Galien, qui jamais ne cessera de vouloir les étayer, les dépasser ou même parfois de les contredire. Galien n'hésite pas à critiquer ses maîtres !

« *Hippocrate n'est pas une autorité pour moi comme pour la plupart ; je le suis parce que ses démonstrations sont sûres et je l'en loue* », disait Galien à propos du maître à penser de sa discipline.

À 19 ans, c'est la mort du père. Les richesses de la famille sont placées en gestion et Galien choisit le voyage. De Smyrne (Izmir) à Corinthe, c'est l'heure des premières aventures. Attiré par la seule bibliothèque au monde à être plus fournie que celle de Pergame, et par une autre fameuse école de médecine, le jeune médecin se rend à Alexandrie[18]. Il est persuadé que la tradition hippocratique souffre trop de ce vieux tabou grec interdisant la dissection des cadavres et qu'une meilleure compréhension du corps humain passe par l'anatomie. C'est la raison pour laquelle il choisit une ville où la dissection des morts fut longtemps autorisée. Au contact des manuscrits des grands anatomistes et de leurs disciples, il découvre sa passion pour l'anatomie qui constituera une part fondamentale de son œuvre[19]. Galien se consacre à l'anatomie générale, mais aussi à celle de l'œil dont il décrit correctement un certain nombre de structures[20], comme les tuniques qui le constituent : la cornée, la sclère, la choroïde, la rétine, l'humeur aqueuse et son rôle nourricier pour le cristallin. Il attribue aussi la mobilité du globe aux 6 muscles oculomoteurs et les diplopies à leur dysfonctionnement.

Dans ses travaux, il évoque également les troubles pupillaires, qui pour lui sont au nombre de quatre, congénitaux ou acquis. La dilatation qu'il associe toujours à une baisse d'acuité visuelle, le myosis, la distorsion et la déchirure. Il décrit encore les séclusions pupillaires des uvéites, les scotomes centraux qu'il attribue à la cataracte plutôt qu'aux troubles maculaires et les déficits du champ visuel périphérique. Il impute aux impuretés présentes dans le vitré la désagréable impression des corps flottants. Et deux mille ans avant Pasteur ou Semmelweis, il mentionne la contagiosité de certaines maladies infectieuses de l'œil :

« Il y a danger de contracter une inflammation oculaire, par le simple fait d'être dans la même pièce qu'un patient ».

Aujourd'hui on peut saluer tant de patience, mais les choses se complexifient quand on en vient à la compréhension du fonctionnement intrinsèque de l'œil et des amétropies. Son appréhension des troubles réfractifs renvoie encore aux questions d'Aristote, qui en son temps se demandait *« pourquoi les myopes tiennent tous les objets rapprochés, et les personnes âgées éloignées ? »* et *« pourquoi les myopes écrivent si petit ? »*.

Sémiologiquement, la myopie ne pose pas de problème à Galien : un déficit visuel exclusif dans la vision de loin. Il remarque même l'existence de formes associées à des modifications de taille du globe oculaire et d'autres qui ne le sont pas. La presbytie pour sa part est très justement décrite comme une affection de la personne âgée empêchant de voir de près. Mais l'explication qu'il en donne laisse à désirer, puisqu'il attribue la myopie à un défaut de transmission du signal dans le nerf optique (déficit de « pneuma ») plutôt qu'à un problème de réfraction, condamnant au passage les myopes aux métiers nécessitant une bonne vision de près comme la couture ou l'écriture. De cette époque, seul un texte de Sénèque[21] rapporte l'utilisation d'un rudiment de correction optique, sous la forme d'une émeraude utilisée par l'empereur Néron pour suivre les combats de gladiateurs.

Il faut dire que telle que Galien nous l'explique, la théorie antique, dite « pneumatique », de la physiologie de la vision[22] apparaît encore hasardeuse. Même si elle est l'objet d'un débat et que certains pensent que les sensations sensitives sont transmises par l'intermédiaire du cœur, la conduction de la sensation visuelle depuis les yeux jusqu'au cerveau par l'intermédiaire des nerfs optiques semble bien comprise par Galien. Il n'échappe pas à l'anatomiste que le nerf optique est creux, et Galien attribue à ce canal « poros » le rôle de permettre le passage du « pneuma ». Une substance à qui les grecs attribuent l'âme qui vient s'ajouter aux quatre humeurs et que l'on pourrait traduire par « souffle », « énergie » ou bien « esprit ».

A la fois neurotransmetteur, pensée, conscience, information sensitive et âme : le fourre-tout de la pensée…

Extrait des poumons à partir de l'air inspiré, puis envoyé au cœur pour y subir une combustion, l'« esprit vital »[23] est ensuite infusé dans le sang, et c'est sa présence que l'on perçoit en palpant le pouls. Atteignant le foie, il est transformé en « esprit naturel »[24] ; puis atteignant le cerveau en « esprit animal »[25], lequel transporte les informations provenant des cinq sens.

« Galien attribue la myopie à un défaut de transmission du signal dans le nerf optique. »

Pour Galien, le pneuma baigne l'œil, et en arrivant au cerveau par l'intermédiaire des nerfs optiques, c'est à lui que revient l'intégration du signal visuel. La preuve de l'existence du pneuma se justifie selon lui par l'observation suivante : lorsque l'on ferme un œil, la pupille controlatérale se dilate, ce qui prouve la présence du pneuma dont le flot faisant soudain irruption dans l'œil dilate brusquement la pupille. Galien ajoute que la rapidité du jeu pupillaire est un argument pour en comprendre la composition. Non pas un liquide trop lent à se mouvoir, mais une substance « comme de l'air ».

D'autres approximations émaillent le discours de Galien. En particulier, il considère le cristallin comme l'organe de la vision puisque « *les effets de ce que l'on nomme cataracte, quand elle apparaît entre la cornée et le cristallin, empêchent la vision* »[26].

Il y aussi cette hypothèse dite « de l'émission », héritée de Ptolémée et soutenue par Galien, selon laquelle l'œil fonctionne comme un émetteur vers l'objet regardé, et non l'inverse. Les arguments avancés étant en règle générale le regard brillant des félins dans la nuit, témoins de l'émission de l'œil et les impressions lumineuses consécutives aux chocs sur l'œil. Cette théorie s'oppose à celle de l'intromission soutenue par Aristote pour qui « quelque chose gardant l'image de l'objet entre dans l'œil », point de vue réfuté par Galien, considérant impossible que l'image d'une grande montagne puisse passer par la pupille, tenir dans l'œil et être visible par tant de monde à la fois... Dans les deux cas, la nature du « quelque chose » restant indéfinie.

> « Les partisans de l'hypothèse dite de l'émission s'opposent à ceux de l'intromission. »

Autant de suppositions erronées que partagent néanmoins de nombreux savants de cette époque et qui n'empêcheront pas Galien de progresser dans sa carrière. Après 5 ans à Alexandrie il retrouve sa ville natale où il est nommé à l'âge de 27 ans, médecin des gladiateurs.

Une position de choix pour ce passionné d'anatomie, qui lui offre l'opportunité de perfectionner ses connaissances sans avoir recours aux dissections et de pratiquer de multiples interventions chirurgicales. Dans l'Antiquité, il n'existe pas ce clivage du Moyen Âge entre médecins et chirurgiens et Galien emploie la scie lors des amputations. Il semble d'ailleurs satisfait de ses résultats : « *Aucun des blessés dont j'avais la charge ne mourut, sauf deux, alors que seize étaient décédés sous mes prédécesseurs* ».

De retour à Pergame, Galien fut médecin de gladiateurs.

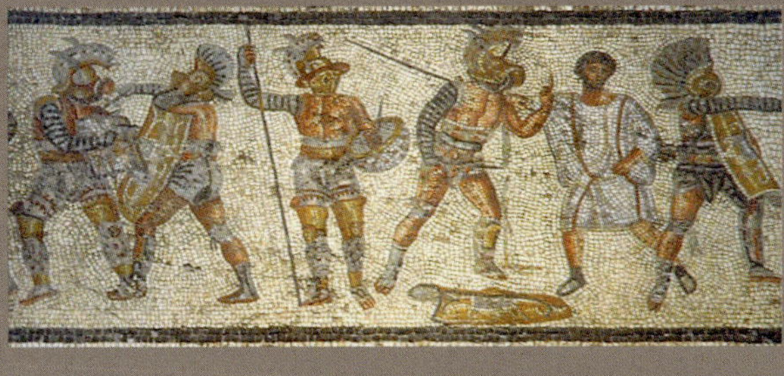

Mosaïque de Zliten

La vanité fait sa signature et l'on note déjà chez cet esprit grandiose, en avance sur son temps, le paradoxe de l'apprentissage médical qui nécessite connaissances et habileté, qu'une grande ambition et la considération de soi servent souvent mieux que la véritable humilité.

Dans ses écrits chirurgicaux, Galien rapporte aussi le cas d'un patient qui avait présenté une perforation cornéenne centrale dont la chambre antérieure s'était vidée, puis progressivement remplie à nouveau. La vue avait persisté. Le cas probablement d'une plaie de cornée auto étanche comme on en rencontre parfois... Il décrit aussi un ptérygion ayant envahi l'axe visuel et il recommande l'incision des chalazions.

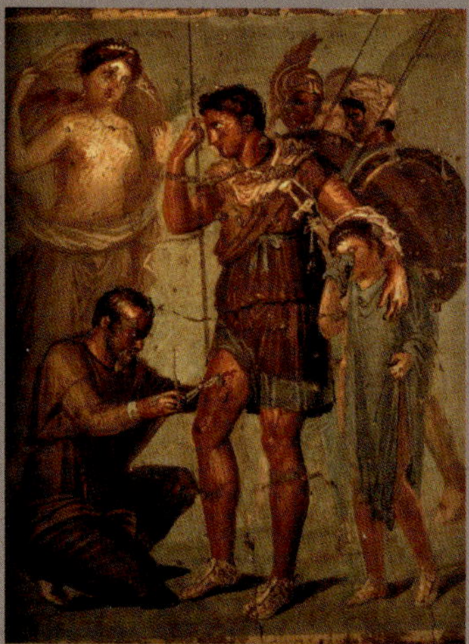

Enée blessé, soigné par un médecin
Fresque de Pompéi (vers 70 ap. J.-C.)

Il affirme pratiquer la chirurgie de la cataracte[27] même si les ouvrages dans lesquels il décrit sa technique, victimes du temps, ne nous sont pas parvenus. Certains osent la retirer toute entière dit-il, mais lui préfère l'abaisser. On ne retrouve dans son œuvre rescapée, au sujet de la chirurgie du cristallin, qu'un paragraphe identifiant le jeu pupillaire comme facteur pronostic d'acuité visuelle post-opératoire, un autre mentionnant les luxations et subluxations du cristallin, et un dernier traitant des cataractes laiteuses, qui incisées diffusent leur contenu dans l'œil et sédimentent en chambre antérieure. Ne vient alors comme solution pour enlever le pus et gérer cette complication, que de l'évacuer au limbe à l'aiguille ou de secouer la tête du patient pour le disperser.

Le traitement médical qu'il préconise n'est pas décrit précisément, mais on peut le supposer similaire à ceux présents dans un autre chapitre. Presque toutes ses préparations oculaires sont faites à partir de blanc d'œuf jugé peu irritant et guérissant parfois les inflammations oculaires. Il propose aussi ses « recettes » en fonction des pathologies, pouvant associer différentes proportions d'herbes et d'épices, de roches de calamine (encore utilisées aujourd'hui en parapharmacie), d'hématite ou de résine de galbanum... Les solutions astringentes étaient utilisées pour le trachome. Et pour les ulcères de cornée, « comme pour tous les ulcères » il a recours à un lavage à l'oxyde de zinc et à la mandragore dont l'instillation doit être suivie de l'application d'une éponge. Galien décrit les cicatrices consécutives aux ulcères qui peuvent survenir, le pronostic péjoratif de celles qui sont centrales, et le risque de cécité majeur des patients souffrant d'une perforation cornéenne ayant abouti à une hernie irienne.

« Galien pratique en public la vivisection sur les animaux. »

C'est à Rome, ville de ses expériences et de ses traitements, que Galien obtient la reconnaissance. Dans la capitale du monde, il n'est point de médecin qui ne fut grec, et c'est le peuple vaincu qui apporta sa médecine au vainqueur. Attiré sans doute par la volonté de se faire un nom, c'est la ville que choisit Galien pour poursuivre sa carrière. Il y adopte certaines mœurs latines, fréquentant les bains romains, tout autant que les « palestres »[28] grecques. De son séjour à Alexandrie, Galien a conservé sa passion de l'anatomie et pratique en public des dissections sur de gros animaux. Il pratique même des séances de vivisection lors desquelles il démontre la fonction des organes, en sectionnant devant son auditoire les nerfs des animaux constatant que la fonction correspondante (motrice, sensitive...) s'éteint avec la section. Il étudie l'embryogénèse et marque un progrès dans la compréhension de la circulation générale dont il propose un modèle plus proche de la réalité que par le passé. Il est ainsi le premier à ne pas se faire prendre au piège de l'artère retrouvée vide lors d'une dissection, ce qui suggérait à tort qu'elle transportait de l'air (ou du pneuma) plutôt que du sang. Son autorité académique, tout autant que celle de soignant, ne tarde pas à s'établir. Il faut tout cela, dans la jungle du plus offrant, pour s'assurer la notoriété nécessaire à l'exercice de la médecine à cette époque ! Il faut se vendre et dans cet exercice, rompu à la pratique de l'éloquence, Galien excelle. Lui qui s'élève contre la cupidité de ses collègues aux motivations guidées par l'appât du gain, écrit un ouvrage à ce sujet « Comment il faut reconnaître le meilleur médecin ».

Quand une épidémie de peste[29] se déclare à Rome, Galien rentre subitement à Pergame, justifiant tantôt son choix par la jalousie de ses collègues à son encontre, tantôt par les risques de contagion. Mais l'empereur Marc Aurèle ayant eu vent de ses qualités de médecin, le rappelle pour l'aider dans sa lutte contre la peste. Galien n'a alors d'autre choix que de se retrouver chirurgien des armées, puis médecin personnel du fils de Marc Aurèle, Commode, qu'il soigne avec succès d'une indigestion quand tous ses confrères évoquaient la peste. Cette réussite lui vaudra de jouir de la faveur impériale jusqu'à la fin de sa carrière, et de se hisser encore dans sa propre estime. « *L'empereur ne cessait de parler de moi, en disant que j'étais premier parmi les médecins et seul parmi les philosophes* ». Durant les heures sombres du règne de Commode, Galien gardera dans ses écrits la plus grande réserve quant aux exactions de l'Empereur et aux disettes qui accablent son peuple.

Lors de son séjour à Rome, Galien constate que certains de ses écrits circulent sous d'autres noms. Pour éviter tout plagiat, il entreprend de dresser une liste de ses ouvrages et de les rassembler. Un incendie en brûle malheureusement une grande partie. Qu'importe, il redouble de travail. Son quotidien est partagé entre ses écrits, l'enseignement et le soin aux malades. Déjà le triptyque du chercheur-enseignant-soignant.

« Personne n'a donné, avant moi, la vraie méthode de traiter les malades. »

Galien meurt à 86 ans. Après lui, les grandes invasions. Les Arabes, l'empire byzantin, et pour nous, le Moyen Age. Aujourd'hui, la plupart des milliers de pages référencées dans son « sommaire » nous demeurent inconnues, notamment celles traitant de « la chirurgie » et de « l'ophtalmologie ». Elles n'ont pas traversé le temps, mais les écrits passés à la postérité justifient sa légende. Celle d'un vaniteux, mais d'un vaniteux de génie.

« *Personne n'a donné, avant moi, la vraie méthode de traiter les malades.* »[30]

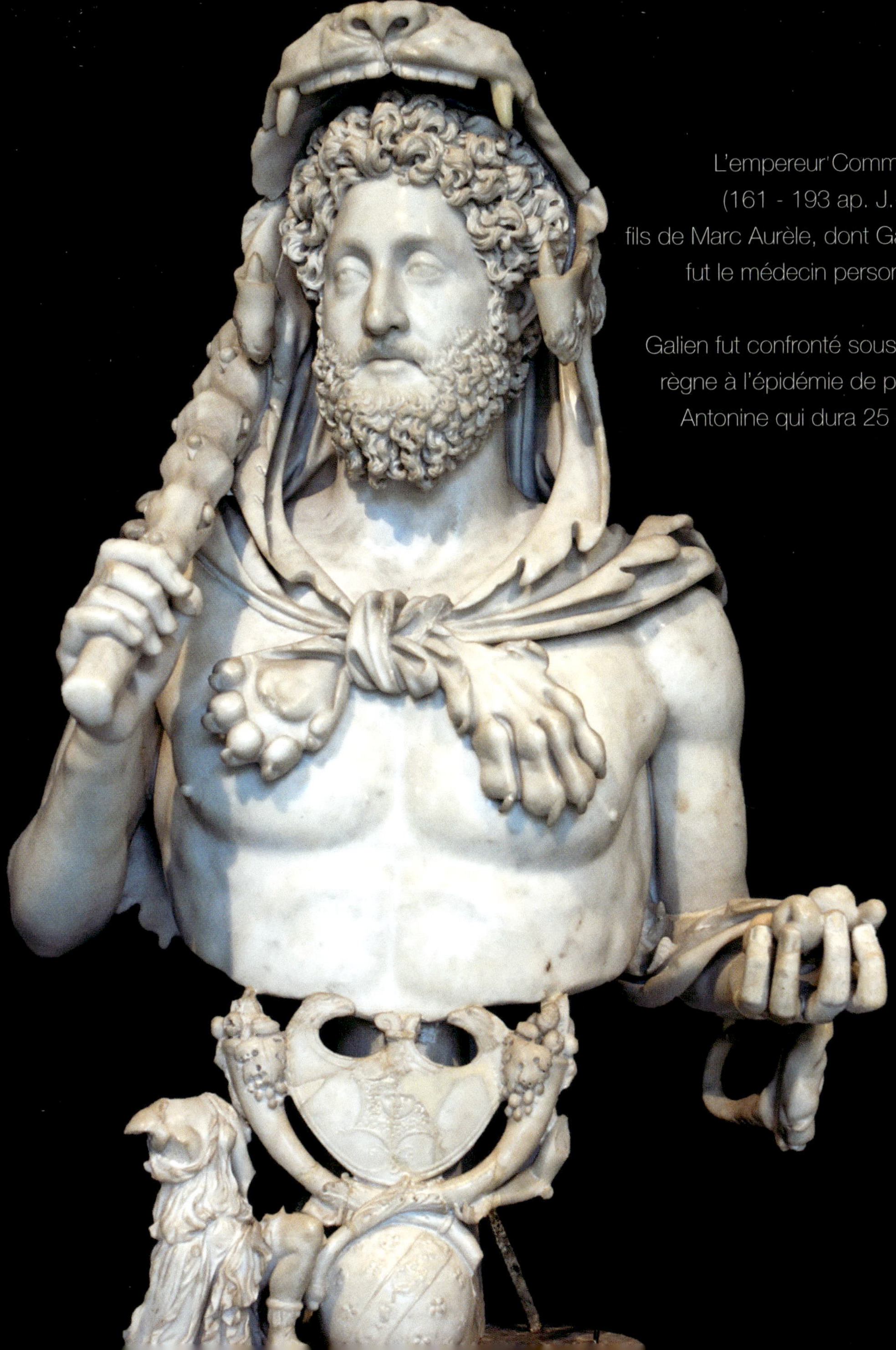

L'empereur Commode
(161 - 193 ap. J.-C.),
fils de Marc Aurèle, dont Galien
fut le médecin personnel.

Galien fut confronté sous leur
règne à l'épidémie de peste
Antonine qui dura 25 ans.

CHAPITRE 4 :
LA PIERRE DE LECTURE

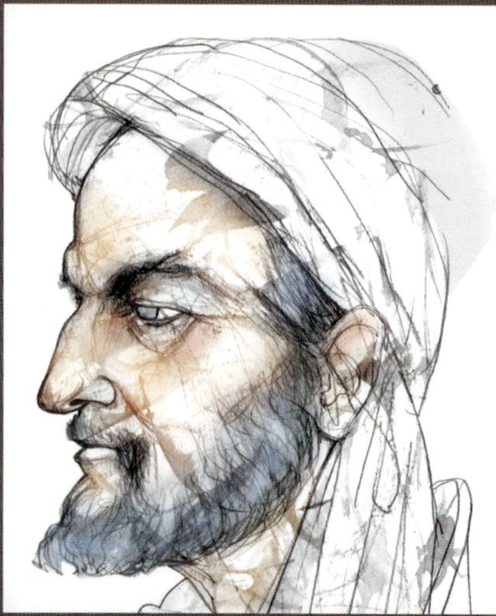

Eulogia Merle - CC BY-SA 4.0 via Wikimedia Commons

ABBAS IBN FIRNAS (810 - 887)

Avec la chute de l'empire romain, les manuscrits antiques sont passés à Constantinople et dans le monde arabe. Charles Martel et les croisades n'y font rien, au Moyen Âge, c'est l'Islam qui écrit la médecine. Abbas Ibn Firnas, né en 810 à Ronda en Espagne, en est l'illustration. Une sorte de Léonard de Vinci berbère, qui avant d'être le premier homme à réaliser le rêve d'Icare, avait mis au point la technique de taille de l'ancêtre des toutes premières lunettes. C'était au IXe siècle après J.-C.

« Paré des plumes d'un vautour, il vola plus vite que le Phoenix. »
MU'MIN IBN SAID [31]

An 875, Espagne andalouse. Depuis le haut d'une tour, un inconnu de notre monde surplombe la vallée. Des ailes en bois couvertes d'un habit de soie garni de plumes de rapaces prolongent ses bras. Après le premier essai, depuis le minaret de la grande mosquée de Cordoue, Abbas Ibn Firnas s'élance pour sa deuxième tentative de vol.

250 ans après l'Hégire, la péninsule ibérique est musulmane. Les Maures sont aux portes de l'Europe. Pendant que la chrétienté médiévale plonge dans la féodalité et que les cottes de maille se préparent à la Reconquista, les Omeyyades ont fait de leur monde une terre de savoir et de paix. Cordoue musulmane est une capitale qui rivalise en taille et en splendeur avec Bagdad. Une ville connue pour sa tolérance religieuse, notamment à l'égard de la communauté juive, sa douceur de vivre et la créativité de ses sujets, comme celle d'Abbas Ibn Firnas. Artiste enseignant la musique[32], poète à la cour, il est scientifique, astrologue, chimiste... C'est un savant qui accumule croquis et idées folles, inspiré par les manuscrits des anciens. Reprenant les plans de modèles antiques, il a déjà conçu une clepsydre à eau, une sphère armillaire pour modéliser le mouvement des astres et construit chez lui un planétarium... à la Renaissance, il serait qualifié d'humaniste !

En son temps, Sénèque avait décrit le pouvoir grossissant du ballon de verre rempli d'eau. Pline avait raconté l'empereur Néron assistant aux combats de gladiateurs, une émeraude placée devant l'œil. Superstition ou authentique équipement optique ? Le texte n'est pas explicite.

Peut-être est-ce en lisant Sénèque, que vient à Abbas Ibn Firnas l'idée des « pierres de lecture ». L'ancêtre des lunettes, une sorte de loupe grossissante que l'on pose sur le texte à agrandir, à laquelle Alhazen[33] (cf. chapitre suivant), fondateur de l'optique, donnera autour de l'an mille un fondement scientifique.

A cette époque, la verrerie vénitienne engendre encore trop d'impuretés pour suffisamment de transparence, aussi Abbas Ibn Firnas doit-il se contenter de roches claires. C'est en mettant au point la technique de taille du cristal de roche[34] pour lui donner la forme d'un hémisphère poli qu'il s'illustre. La résultante est inutile à soulager les myopes, les hypermétropes ou les astigmates, condamnés pour quelques siècles encore au flou visuel. Mais c'est l'outil idéal pour aider à la lecture des presbytes.

A 70 ans, depuis le haut de sa tour, le savant fou s'élance devant la foule venue l'acclamer. Il reste dans les airs une dizaine de minutes[35], survole son public, mais à l'atterrissage se brise les jambes[36].

600 ans avant le croquis de l'Ornithoptère par Léonard de Vinci et 1000 ans avant la naissance de Clément Ader, Abbas Ibn Firnas survivra 10 ans à ce qui passe pour être le premier vol de l'histoire de l'humanité. Ses pierres de lecture, elles, seront utilisées pendant des siècles dans le monde arabe et jusqu'aux moines d'Europe.

CHAPITRE 5 :
LA VUE CHANGE DE SENS

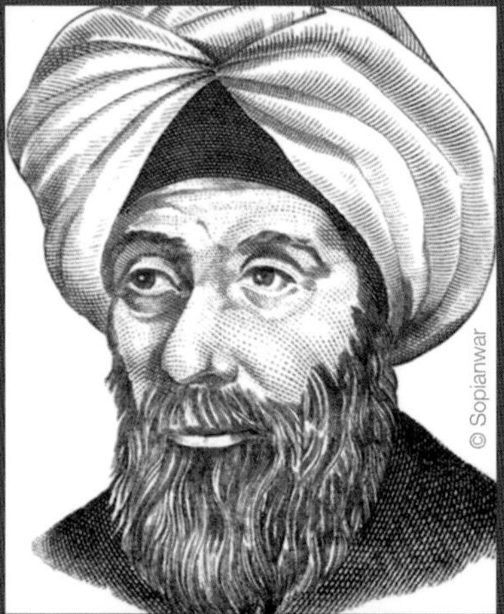

IBN AL-HAYTHAM, DIT ALHAZEN (965 - 1039)

Autour de l'an mille, dans la civilisation islamique...
On aurait pu parler d'Avicenne[37], de son canon, de sa redécouverte des manuscrits de Galien et d'Hippocrate. Mais il est un de ses contemporains moins connu du grand public, qui mérite tout autant de considération. Le Perse Alhazen, né en 965, n'a pas seulement révolutionné l'optique. Pionnier en méthodologie de la recherche, il est le premier savant de l'histoire à avoir fait appel à l'expérimentation pour justifier ses raisonnements, ce qui fait de ce génie le père de l'optique, mais aussi de la science moderne.

« J'ai constamment recherché la connaissance et la vérité, et il est devenu ma conviction que, pour avoir accès à la félicité et la proximité de Dieu, il n'existe pas de meilleur moyen que celui de la recherche de la vérité et de la connaissance. »
ALHAZEN

IVe siècle de l'Hégire, l'empire Fatimide s'étend depuis Marrakech jusqu'à Damas. Alhazen fait ses bagages : le grand calife Al-Hàkim l'a convoqué au Caire pour l'accomplissement d'un projet fou. Bâtir en amont du Nil un barrage pour en réguler le flux et résoudre le problème récurrent des inondations liées aux crues du fleuve.

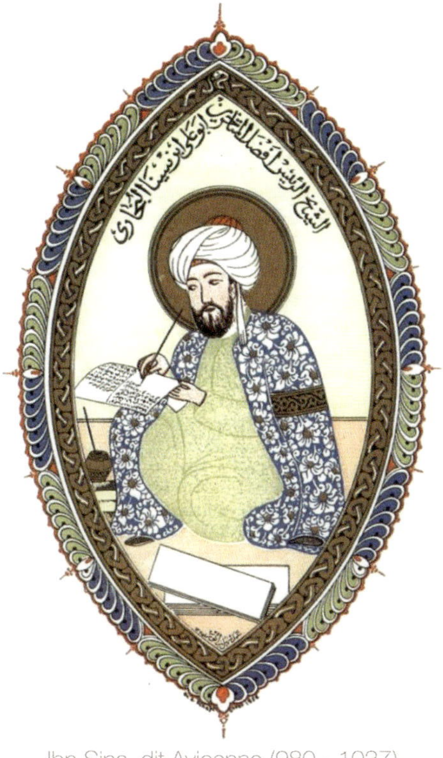

Ibn Sina, dit Avicenne (980 - 1037).
Auteur du « Canon ». Contemporain d'Alhazen

Alhazen quitte Bassora et rejoint Le Caire. Il y prépare une expédition, puis remonte le Nil à la recherche de sa source, non loin dit-on des Cathares en Abyssinie - entreprise qui n'est pas sans rappeler celle de Livingstone, des siècles plus tard. Alhazen s'enfonce dans le ventre de l'Afrique, mais ses talents de mathématicien et de géographe n'y font rien. Le savant doit rapidement faire face à l'évidence : la difficulté du projet est trop importante (il faudra attendre le XXe siècle pour que se réalise le rêve fou d'Al-Hakim avec le barrage d'Assouan). Sa mission est un échec. Il craint d'affronter l'ire du calife coléreux. Quel supplice réserve-t-on aux scientifiques incapables ? Celui du feu ? Ou bien la privation des délices du paradis ? Alors il a cette idée folle : feindre la folie. Coup de folie, mais coup de génie. Un simulacre grâce auquel sa seule sentence est une assignation à résidence dans la ville d'Alexandrie. Injuste condamnation pour l'homme, providentielle aubaine pour l'humanité.

« Alhazen a cette idée folle : feindre la folie »

A la manière du récit de Marco Polo depuis sa cellule génoise un peu plus tard, Alhazen met à

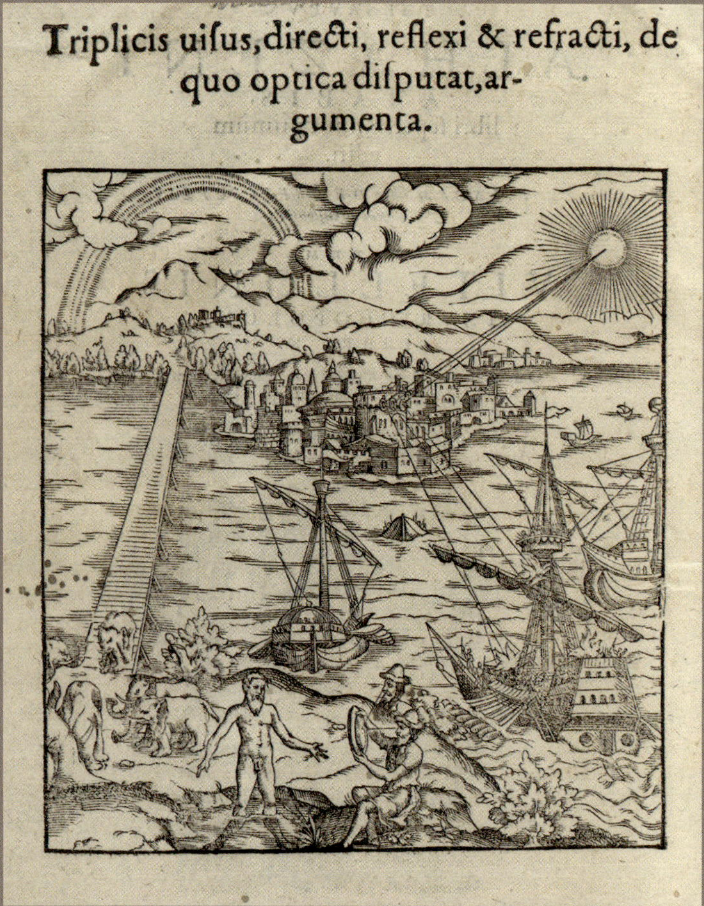
Triplicis uiſus,directi, reflexi & refracti, de
quo optica diſputat,ar-
gumenta.

« Opticae Thesaurus : Alhazeni Arabis »,
Traduction en latin du « Kitab al-Manazir »
(Traité d'optique) d'Alhazen

profit ses années de captivité pour se consacrer à ses travaux et à la rédaction de son œuvre maîtresse. Un ouvrage sans précédent qui inspirera pendant des siècles les plus grands savants.

Son « Traité d'optique »[38] est une révolution dans la compréhension de la lumière et de sa propagation, de la vision et des phénomènes réfractifs, qui font de cet homme un précurseur dans la compréhension des lunettes, mais pas seulement. Si le Perse a transformé le monde, c'est aussi par sa réflexion sur la méthodologie de la recherche, qu'il réinvente en proposant une approche introduisant l'expérimentation dans la démarche scientifique. Avec Alhazen, le savant ne doit plus se contenter de persuader ou de convaincre à grands renforts de rhétorique, mais il lui faut prouver ses théories selon un processus de démonstration bien précis. Emettre une hypothèse, en tester la validité par une série renouvelée d'expériences, telle est la méthode du Perse. Une telle évidence aujourd'hui que l'on peut s'étonner qu'elle ait été innovante. Et pourtant, Alhazen met au point un processus en sept temps qui depuis n'a pratiquement pas évolué, un processus parfaitement reproductible :

1. Observation
2. Définition du problème
3. Formulation d'une hypothèse
4. Vérification de l'hypothèse au moyen de l'expérimentation
5. Analyse du résultat des expériences
6. Interprétation des données et formulation des conclusions
7. Publication des résultats

Les données obtenues par application d'un protocole assurent la reproductibilité de l'expérience et confirment - ou infirment, l'hypothèse. Une démarche qu'Alhazen expérimente avec ses travaux sur l'optique, grâce à laquelle il vient à bout des mystères de la vision vieux de plusieurs siècles.

« Alhazen infirme la théorie de l'émission. »

« *Nous devons progresser dans notre enquête et nos raisonnements, progressivement, avec méthode, pour critiquer les postulats et aboutir avec prudence aux conclusions. Notre objectif (...) est de ne pas suivre aveuglément les préjugés, de prendre garde dans tout ce que nous jugeons et critiquons, de ne pas nous laisser influencer par une opinion préconçue.* »[39]

Alhazen résout par exemple l'énigme opposant les partisans de « l'émission » à ceux de « l'intromission » depuis les Grecs. Comment savoir si l'œil agit à la manière d'un émetteur comme la théorie de l'émission le suggère, ou si une image de l'objet se projette en miniature dans l'œil qui regarde comme l'affirme la théorie de l'intromission ?

« *Ces deux théories semblent diverger et se contredire l'une l'autre. Cependant, si l'on examine chacune des deux différentes doctrines, il existe deux hypothèses. Soit l'une d'entre elles est vraie et l'autre fausse. Soit elles sont toutes les deux fausses, la vérité étant à rechercher dans une théorie qui n'est aucune des deux. Ou encore, toutes les deux peuvent conduire à une autre doctrine qui serait la bonne...* »

C'est une observation rigoureuse du monde qui l'entoure qui met Alhazen sur la voie. Il constate en effet qu'un œil peut être ébloui, même blessé, par une très forte lumière et qu'un œil qui s'ouvre perçoit immédiatement les étoiles très éloignées… Comment cela serait-il possible dans l'hypothèse de l'émission ? Le feu de l'œil pourrait-il aller en un instant jusqu'aux étoiles les plus lointaines et lorsqu'il se reflète dans le soleil venir blesser l'œil ? Il y a aussi le fait que les autres sens fonctionnent par réception et l'absence de vision nocturne est difficilement explicable. Tout ceci conduit Alhazen à réfuter tout à fait l'hypothèse de l'émission. Il se penche alors sur celle de l'intromission que l'on pourrait définir comme « une forme en provenance de l'objet observé et dirigée vers l'œil. ».

Mais cette hypothèse ne satisfait pas non plus son exigence de scientifique. Si la globalité d'un objet devait se projeter dans un œil, comment expliquer que toutes les pages d'un livre fixé en son centre, ne soient pas nettes en même temps ? Il reste donc à Alhazen à s'appliquer à définir la nature des particules qui se détachent des objets pour parvenir à l'œil.

« Parce que la manière dont fonctionne la vision n'a pas été vérifiée, j'ai cru approprié de porter toute mon attention sur ce sujet, de m'appliquer sérieusement à l'examiner, et de m'enquérir avec diligence de sa nature. »

« L'expérimentation au service de l'hypothèse. »

Son intuition le pousse à développer une hypothèse alternative expliquant le processus de la vision par des rayons de lumière parvenant à l'œil à partir de chaque point d'un objet. Vient alors l'expérimentation au service de ce postulat. Il met au point la première chambre obscure de l'histoire : une pièce sombre, percée seulement d'un petit orifice. À l'extérieur, face à l'ouverture, trois chandelles, disposées à différentes hauteurs. L'image de chacune des bougies se forme à un endroit différent de la pièce, dans l'axe de l'ouverture. La présence de poussières, en suspension dans l'air, met clairement en évidence la propagation rectiligne de la lumière. En outre, tout déplacement de l'une des bougies se traduit par un déplacement de son image, une image qui disparait dès que l'on masque la chandelle mère.

« Le fait que la lumière voyage en ligne droite est clairement observé lorsque la lumière entre dans une salle sombre à travers des trous. (…) Le trajet de la lumière sera clairement observable grâce à la poussière en suspension dans l'air. »

Le génie d'Alhazen est de transposer cette chambre noire à l'œil et d'en proposer un modèle fonctionnant comme un système optique, le globe devenant la chambre noire, la pupille sa perforation. Un objet devient alors visible lorsqu'il émet ou renvoie de la lumière, projetant les rayons lumineux à travers la pupille.

« La vue ne perçoit aucun objet sauf s'il existe un peu de lumière provenant de l'objet. Soit que l'objet soit lui-même lumineux, soit qu'il soit éclairé par la lumière rayonnant d'un autre objet. »

Avec Alhazen, la lumière devient le vecteur de la vue, l'œil son récepteur. Une description très mécanique de la vision à laquelle le scientifique ne s'arrête pas. Il pousse la réflexion jusqu'à proposer une explication du traitement de l'information visuelle. Il postule que l'œil ne perçoit que la taille, la forme, la transparence (couleur et luminosité), la position et le mouvement d'un objet alors que c'est au cerveau que revient l'interprétation de cette image. La reconnaissance des objets n'est possible que grâce à la déduction permise par notre capacité mentale à déterminer ce qu'ils sont.

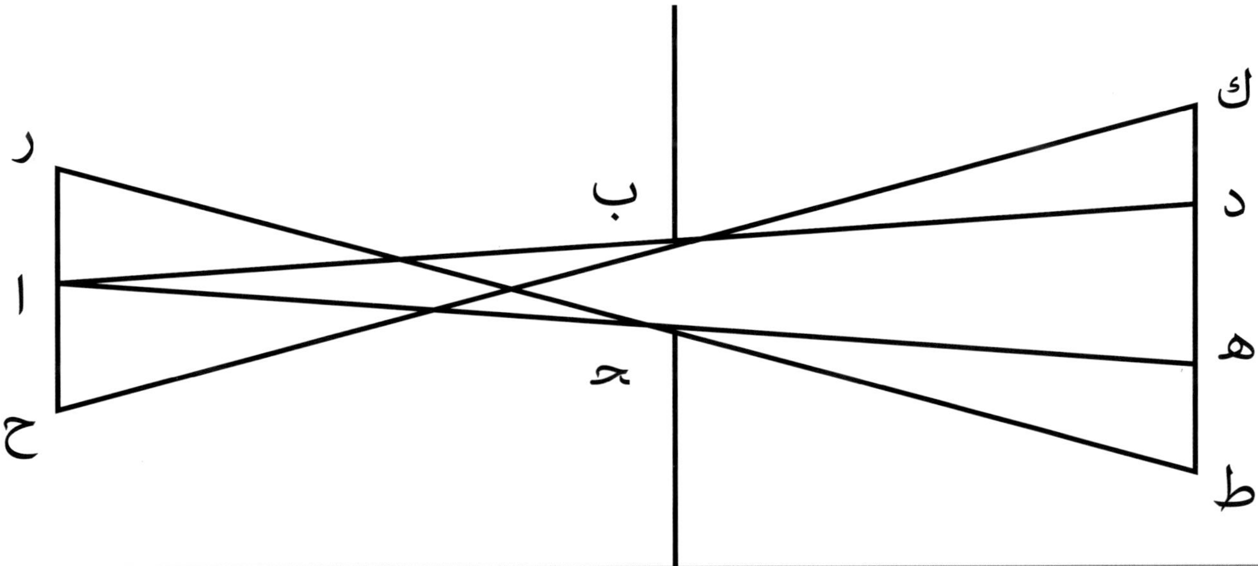

Observations d'Alhazen du comportement de la lumière à travers un sténopé

Par Al-Hacen Ibn Al-Haitham, via Wikimedia Commons

Alhazen, se penche enfin sur la réfraction qui constitue une part importante de son œuvre. Il apporte en particulier la première description scientifique du pouvoir grossissant des lentilles. Il travaille sur les miroirs, théorisant la réfraction. Il trouve le rapport entre l'angle d'incidence et l'angle de réfraction, établissant que ce rapport dépend de la vitesse de la lumière dans le milieu traversé. Il applique ces découvertes à de nombreux champs, tout particulièrement à l'astronomie. Il prouve notamment que le phénomène du crépuscule (luminosité précédant l'apparition du soleil) est dû à un phénomène de réfraction des rayons du soleil dans l'atmosphère dont il parvient à estimer l'épaisseur. Il est encore le premier à établir que la lumière de la Lune provient du Soleil, principale source de lumière sur terre.

A la mort du calife Hakim, en 1021, Alhazen cesse de feindre sa folie. Il aura consacré 6 ans (1015 à 1021) à la rédaction de son livre et quitte sa résidence. Il entreprend alors de nombreux voyages, notamment en Andalousie où ses écrits seront étudiés, avant de circuler en Europe grâce aux traductions qui en seront faites à partir du XIIe siècle à Tolède. Elles seront reprises dans tout l'Occident et notamment par un moine qui abordera un champ d'application mystérieusement négligé par Alhazen quand il aura l'idée d'utiliser les verres lenticulaires pour corriger la presbytie.

CHAPITRE 6 :
LE PAPE DU CHANGEMENT

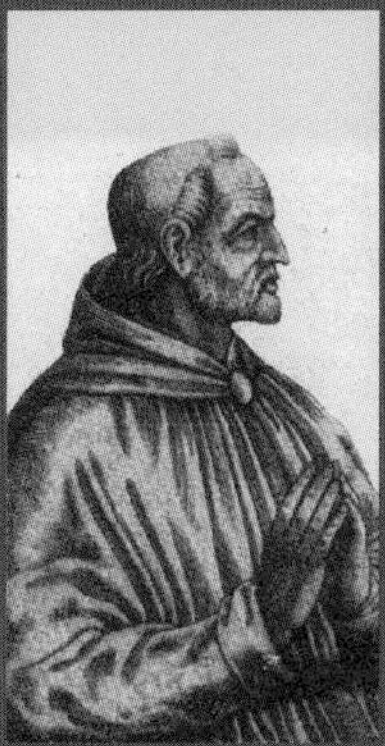

PEDRO JULIÃO REBELLO, DIT PETRUS (1220 - 1277)

Pendant que les Maures redécouvrent la médecine, en Europe c'est le Moyen Âge. The Dark Ages comme l'appellent les anglais. Mais aux XIIe et XIIIe siècle, l'Occident connaît une éclaircie. Un frémissement annonciateur du bouillonnement de la Renaissance dont Pedro Julião Rebello, fils de médecin né à Lisbonne en 1213, constitua un acteur de premier ordre. Il fut médecin d'un pape, puis pape lui-même - l'unique pape médecin de l'histoire. Sa contribution à l'ophtalmologie est celle d'une compilation des savoirs de son temps en la matière, un précieux témoignage pour apprécier l'évolution de la connaissance à travers les âges.

« Pour ma part, je définis la vision comme suit : l'organe de la vision est le messager de l'âme qui sort des yeux, tel une lampe qui permet aux sens et à l'esprit de distinguer formes et couleurs. »

PETRUS

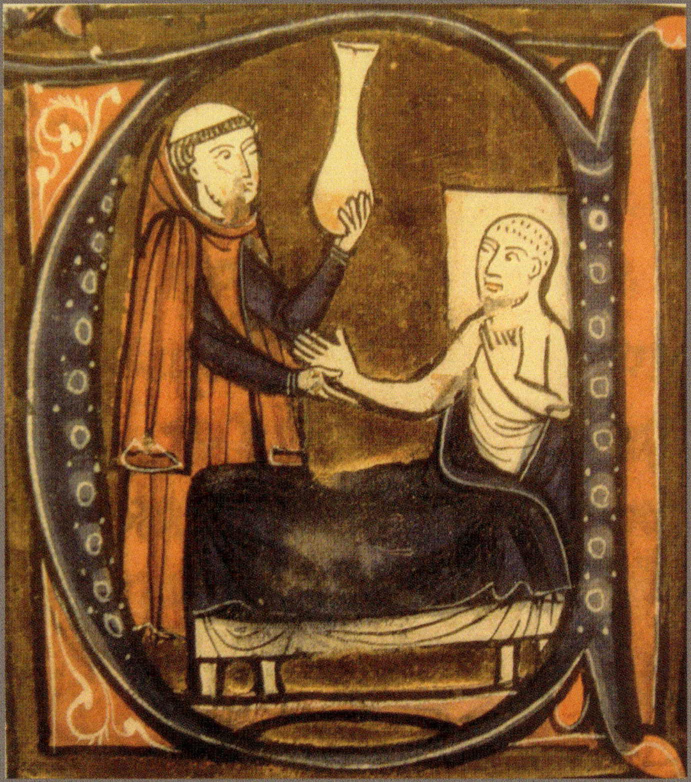

Miniature représentant le médecin Perse Rhazès.
Dans le recueil des traités de médecine de Gérard de Crémone, vers 1250 - 1260

C'est durant ses années à Paris que Petrus se voit doté du surnom qui ne le quittera plus. Petrus Hispanus (Pierre d'Espagne), reflet d'un âge où tous les royaumes indépendants de la péninsule ibérique étaient appelés « les Espagnes ».

Le temps a passé depuis les Grecs. Les Vandales ont saccagé Rome et les manuscrits des Anciens ont changé de mains. Perdus pour beaucoup durant les grandes invasions, la plupart des ouvrages rescapés sont aux mains des héritiers de Rome, dans l'empire byzantin. D'autres sont redécouverts en territoire islamique et quelques oubliés gisent épars dans de rares monastères d'Occident, jalousement gardés et entretenus par les copistes. Au temps de l'écriture manuelle, les manuscrits sont des trésors, qui à l'inverse des imprimés réplicables à l'infini, sont rédigés et décorés un à un.

Chacun d'entre eux représente plusieurs mois, souvent des années de travail pour le moine s'y étant consacré, et quand l'usure vient les trouver, il faut encore les recopier pour créer de nouvelles sauvegardes du savoir. La rareté est leur valeur.

Depuis plusieurs siècles déjà, l'Islam est entré dans une quête de ces fabuleux écrits qu'il exhume au contact de l'empire byzantin. Inspiré par les Grecs, Alhazen a compris l'optique. Avicenne, le plus grand médecin depuis mille ans, a traduit Hippocrate et Galien... Les textes arabes commencent à affluer en Europe, touchée à son tour par une vague d'érudition nourrie de nostalgie antique. Dans les monastères, comme à Tolède avec Gérard de Crémone, ou au Mont Saint-Michel, les copistes s'activent.

Cette époque en Europe, est celle d'un dynamisme méconnu. Une période de paix sans précédent marquée par une économie florissante, une ouverture au monde et une créativité dont les cathédrales demeurent aujourd'hui encore le symbole admirable. Ces siècles oubliés sont aussi ceux des premières universités. Elles décernent des diplômes valables dans toute la Chrétienté et bouleversent le paysage intellectuel. C'est dans l'une d'entre elles, à Paris, que Pedro Julião Rebello (Petrus Juliani en latin), natif de Lisbonne, poursuit son cursus théologique. Il s'y voit enseigné la scolastique, discipline phare du Moyen Âge, qui s'attache à concilier la théologie chrétienne avec l'apport de la philosophie grecque, et notamment d'Aristote[40], pour laquelle les milieux instruits se passionnent.

« Le Moyen Age, apogée de la scolastique »

Petrus a pour condisciple un moine célèbre, Roger Bacon, érudit réputé pour ses multiples travaux, sa passion des anciens et son étude de la pensée d'Alhazen qu'il est le premier à introduire en Occident. Persuadé de l'intérêt de la méthodologie scientifique proposée par Alhazen, il s'en fait le promoteur convaincu. « *Aucun discours ne peut donner la certitude, tout repose sur l'expérience* ». Un engagement qui se heurte aux convictions de l'Eglise. Celle-ci condamnera Roger Bacon à passer une large part de son existence en captivité. Malgré tout, la postérité retiendra de lui la paternité de l'introduction de la méthodologie expérimentale en Europe, ainsi que ses travaux majeurs sur l'optique. Largement inspirés d'Alhazen, il les complète néanmoins par une avancée de poids, la première description connue de l'utilisation de verres lenticulaires comme correction optique. Portés en besicles[41], leur production à grande échelle sera permise par la transparence du verre des souffleurs de Murano[42]. Ils remplaceront à partir du XIIIe siècle les pierres de lecture dans les monastères. Car il ne s'agit encore que de verres pour la lecture. Seul le XVIe siècle verra l'apparition de verres biconcaves corrigeant la myopie. Pour quelques centaines d'années encore, la netteté du monde devait demeurer le privilège d'une minorité.[43]

Le « Thesaurus Pauperum » est un ouvrage de vulgarisation. Un rudiment de médecine sociale.

Tout comme Roger Bacon, son illustre condisciple, Pedro est homme d'Eglise progressiste. Lui aussi est passionné de langue arabe, en laquelle il voit le vecteur incontournable de la culture internationale. Cet intérêt pour l'ennemi juré de la chrétienté est partagé par ces deux ecclésiastiques. Ils ont aussi en commun la passion des sciences. Là où Roger Bacon est physicien, Petrus sera médecin. Il poursuit ses enseignements médicaux à Paris et Montpellier, centre majeur de la médecine au Moyen Âge, aujourd'hui devenue la plus ancienne faculté de médecine au monde encore en activité.

Petrus est un original. Passionné d'arabe, il s'illustre aussi dans l'exercice de son art, se passionnant pour la chirurgie, discipline méprisée de son temps. En 1163, le concile de Tours avait proclamé « Ecclesia abhorret a sanguine » (L'Église abhorre le sang), interdisant la dissection des cadavres et déclarant la chirurgie acte de barbarie. Au Moyen Âge la médecine est donc l'art noble réservé du clergé, quand la chirurgie est le domaine des barbiers, exclue de tout enseignement universitaire... Petrus, lui, ne la méprise pas. Il y consacre même son étude, ce qui ne l'empêchera pas de devenir également pape.

Par la suite, Petrus enseigne la médecine à Sienne puis poursuit sa carrière au Portugal où il se révèle un médecin plein d'humanité - caractéristique singulière à ce niveau hiérarchique. Preuve de cette attention aux autres, son ouvrage princeps, « Thesaurus Pauperum », qu'il rédige alors qu'il est médecin particulier du pape Grégoire X. Une compilation d'œuvres, plus qu'un travail original, sorte de recueil comme en rédigeaient souvent les copistes. Une sauvegarde du savoir dont la grande particularité est d'être tournée sous forme de conseils médicaux à destination du grand public. Le souci de Petrus semble davantage de veiller à la bonne santé du public et à la condition de ses semblables, qu'au confort de quelques privilégiés. Le « Thesaurus Pauperum » est presque un ouvrage de vulgarisation, un rudiment de médecine sociale.

Le contenu, reconnaissons-le, apparaît décevant. Si Petrus traite largement d'ophtalmologie, le huitième chapitre étant entièrement consacré à la thérapeutique oculaire, le constat est bien là. Pas ou peu d'originalité, aucune avancée scientifique et un empilement

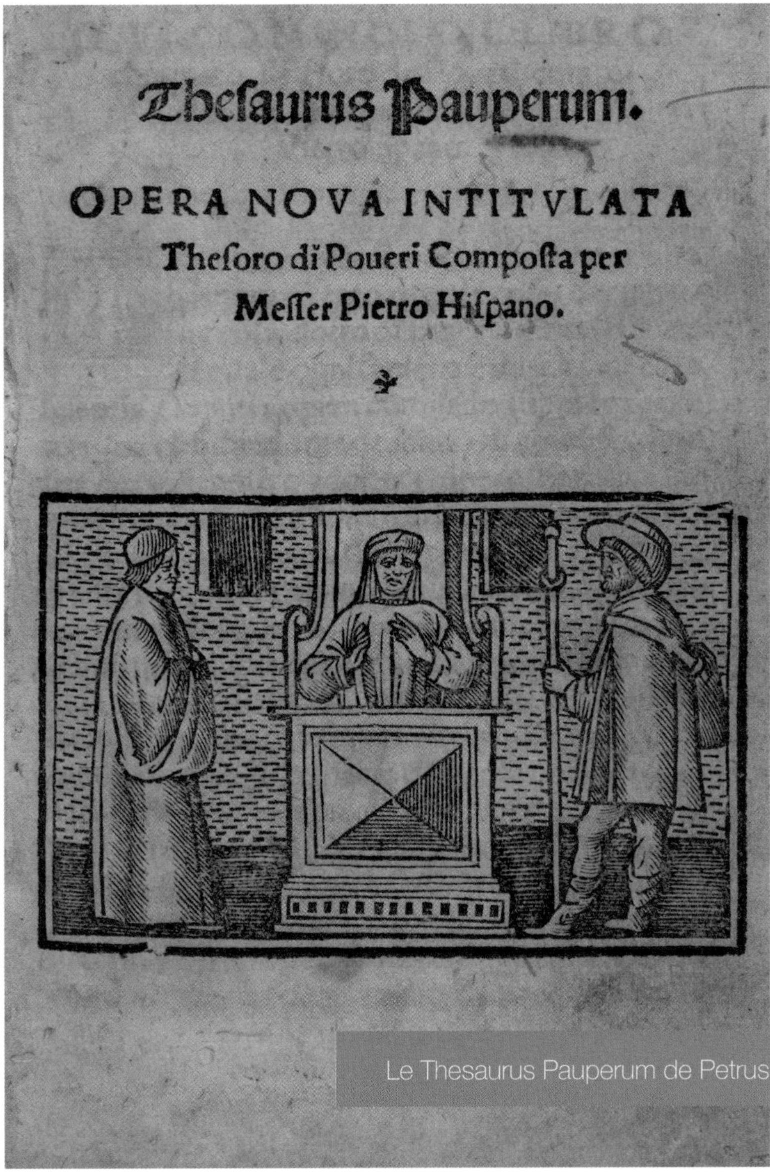

Le Thesaurus Pauperum de Petrus

d'idées reçues. En mille ans, la médecine est restée immobile.

L'œil n'est encore « *qu'un organe rond, noble et rayonnant, composé de sept membranes et de trois humeurs, car sept est le nombre des planètes, comme des tuniques.* »
Parmi ces structures : la rétine, la sclérotique, l'uvée, la cornée, la conjonctive. Et trois humeurs : le cristallin, le vitré ainsi que l'albuginée.

« L'œil est un organe rond, noble et rayonnant composé de sept membranes et trois humeurs, car sept est le nombre des planètes. »

Depuis les descriptions de Galien, pas de changement. La compréhension du phénomène de la vision, marque même par rapport à Alhazen un franc retour en arrière, puisque Petrus se fait partisan de l'émission.

« *L'éther*[44] *visuel permet une communication entre l'œil et le monde extérieur, c'est pourquoi certains savants pensent que la vision n'est rien d'autre que l'humeur cristalline. Mais moi, pour ma part, je définis la vision comme suit : l'organe de la vision est le messager de l'âme qui sort des yeux, telle une lampe et qui permet aux sens et à l'esprit de distinguer formes et couleurs. Car le savant a dit, parlant de la noblesse de l'organe de la vision : un précieux secours sur un chemin obscur.* »

Le 18 août 1276, après la mort d'Adrien V, Petrus Hispanus est élu pape. Le premier, et dernier pape portugais. Il est aussi l'unique pape médecin et chirurgien de l'histoire de la papauté.
Ayant pris le nom Jean XXI alors qu'il n'existait nul Jean XX, Petrus, qui cultive décidemment son originalité, sera aussi celui par qui le changement de numérotation des Papes est arrivé.

Mais ce pape aura marqué l'histoire de la papauté davantage par ses « premières » que par la durée de son règne et ses réalisations pontificales. Moins d'un an après son élection, il meurt dans l'effondrement du toit de l'appartement privé qu'il venait de se faire construire dans son palais papal pour se consacrer à ses études. Il est inhumé dans la cathédrale de Viterbe.

CHAPITRE 7 :
LA TRINITÉ DE L'ŒIL MODERNE

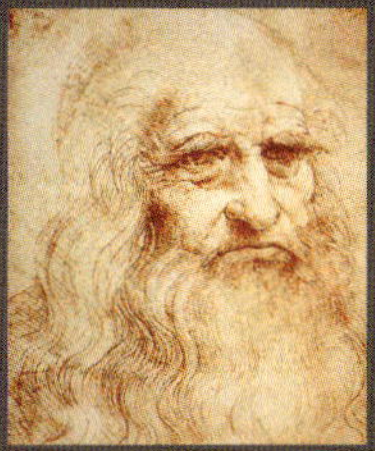

LÉONARD DE VINCI (1452 - 1519)

Figure de génie de la Renaissance, il apporta beaucoup à l'ophtalmologie. Dans ses carnets, on découvre une approche de l'optique passionnante. Des connaissances qui le situent à la croisée de deux époques : bien au-delà du Moyen Âge, mais pas encore tout à fait moderne.

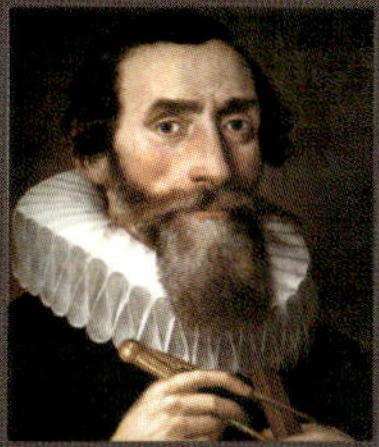

JOHANNES KEPLER (1571 - 1630)

Connu pour s'être illustré aux côtés de Copernic et Galilée, dans le domaine de l'observation astronomique, Kepler fut aussi un pilier dans le domaine de l'optique. Il invente la discipline, qu'il baptise « la dioptrique » et propose une première approximation des lois de la réfraction.

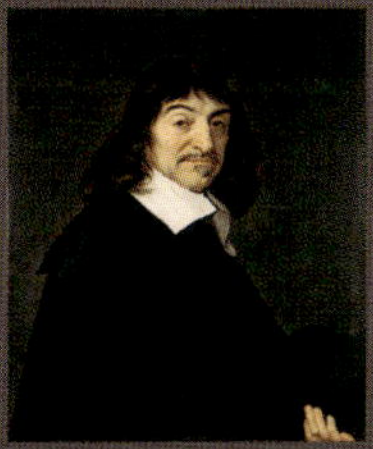

RENÉ DESCARTES (1596 - 1650)

Mathématicien, physicien et philosophe, il théorise la pensée et la méthodologie de recherche moderne dans « le discours de la méthode ». Il est le père des lois de la réfraction qu'il expose dans son ouvrage, également baptisé « la dioptrique », en hommage à son illustre prédécesseur.

« Je n'ai été empêché ni par l'avarice ni par la négligence mais seulement par le temps. Adieu. » [45]
LÉONARD DE VINCI

C'est dans les ports de méditerranée que l'épidémie prit son envol. Au XIVe siècle la grande peste décima la moitié de la population d'Europe. Elle vint par la mer. En Crimée, Caffa venait de tomber, le comptoir génois s'inclinant face aux Tatares. Un siège historique qui vit l'utilisation de la première « arme bactériologique » que le monde ait connu. Victimes d'une épidémie de peste, les Tatares eurent l'idée de catapulter leurs morts par dessus les remparts de la ville assiégée. Infestée par cette gangrène, le comptoir n'eut d'autre choix que de s'incliner et les Génois de prendre la fuite. C'est bien au chaud dans les cales de leurs navires que se répandra la peste vers l'Europe. Le cheval de Troie avait triomphé.

Bien plus tard, en cette fin de XVe siècle, un vent de nouveauté souffle sur l'Europe. Lorsque les navires de Colomb touchent terre aux Amériques, la peste noire[47] et la guerre de Cent ans ne sont qu'un lointain souvenir. Et pourtant, Colomb l'ignore sans doute, mais en accostant aux Bahamas en 1492, il déclenche bien involontairement la deuxième guerre bactériologique de l'histoire. Dans ses valises, des poisons mortels. Variole[48] et grippe, introduits par ses équipages déciment les populations indiennes démunies face à ces agents infectieux inconnus de leur monde et de leur système immunitaire. Des fléaux qui infiltrent l'Amérique et préparent mieux que l'acier le continent au triomphe des conquistadors.

La vengeance indienne viendra des femmes, qui lors des viols contaminent les marins d'un mal jusqu'alors inconnu de l'Europe. Le premier cas de syphilis[49] est décrit à Naples en 1494. Petite contre grande vérole. Le germe le plus meurtrier de l'histoire de l'humanité (la variole) contre une intime ennemie des artistes (la syphilis). Deux grandes pourvoyeuses de cécité. La première par les cicatrices laissées sur la surface oculaire, la seconde par ses atteintes inflammatoires. La syphilis ne causera pas en Europe un carnage égal à celui de la grippe et de la variole en Amérique, mais ses morts, ses complications, et celles de ses traitements mercuriels provoqueront malgré tout des ravages, en particulier dans les milieux artistiques. Maupassant, Baudelaire, Schubert,

Gauguin… 400 ans plus tard, la vengeance est un plat qui se mange froid.

Cependant que les aventuriers s'adonnent à leur devoir, conquièrent et massacrent, un autre type d'hommes entreprend de changer le monde en Occident. Un renouveau inspiré par les moissons d'ouvrages récoltées par Pétrarque et Poggio Bracciolini, qui traquent dans les abbayes les manuscrits anciens. Cette transformation est nourrie des textes échappés des navires génois lors de la chute de Byzance. Ce « séisme » est permis, en particulier, par l'usage des caractères métalliques, ces lettres d'imprimerie mobiles[50] inventées par Gutenberg, qui offrent de reproduire le savoir avec une facilité inconnue jusqu'alors. En 1500, ce ne sont plus 2 ou 3 manuscrits épars qui résument la pensée d'un homme, consultables uniquement par une poignée d'initiés, mais des productions à grande échelle qui commencent à circuler. Enfin nous y sommes, la Renaissance !

Chaque période a ses icônes. Comme le Moyen Âge avait la chevalerie, la Renaissance aura ses héros. Fameux dans les arts, la pensée et les sciences, les humanistes repensent le monde. En médecine, les artisans de cette nouvelle vague ont pour nom Fracastor qui s'intéresse aux maladies vénériennes et à la syphilis[51], ou bien Vésale et ses planches d'anatomie. Ce dernier fait déterrer les pendus et réalise des dissections publiques, pratique immortalisée un siècle plus tard par le célèbre tableau de Rembrandt. « La leçon d'anatomie du Dr Tulp », qui montre en Hollande la dissection d'un pendu pour vol. Deux mille ans après lui, enfin Vésale actualise Galien. L'anatomie retrouve ses lettres de noblesse, on redécouvre le corps et dans tous les domaines, on avance !

« En 1500, s'interroger sur la marche du monde passe par la vue. »

Qui mieux que Vinci, incarne le mythe de l'humaniste, cette superstar de l'histoire élevée au rang de surhomme ? Vinci, ce vagabond solitaire, bâtard, fils de l'union d'une paysanne et d'un notaire toscan, courtisé par les princes, qui par ses seules origines, bouleverse les codes. Philosophe, érudit bien que ne maîtrisant qu'imparfaitement le latin et le grec. Vinci le voyageur, l'observateur, artiste complet. Excentrique, il veut tout connaître et en 1500, quand on s'interroge sur la marche du monde, cela passe par la vue. Comme au temps d'Aristote, l'œil demeure un mystère fondamental qui figure au rang des grandes questions. Le peintre relit Galien. Il adopte la théorie de l'émission avant de se raviser et de se ranger à celle d'Alhazen. Voici ce que l'on peut lire dans ses codex indéchiffrables, sinon à l'aide d'un miroir, écrit en toscan « alla mancina »[52].

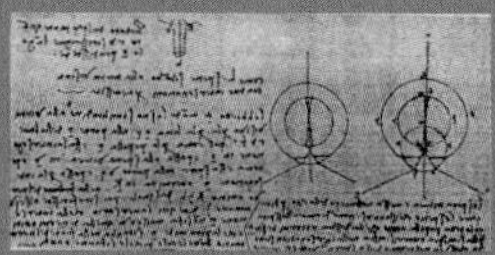

Carnet « alla mancina » de Léonard de Vinci

« Le monde, soumis à la lumière ou à l'ombre, remplit l'air environnant d'infinies images de lui-même. Celles-ci, à travers d'infinies pyramides projetées dans l'air représentent le sujet. Elles partent dans l'espace dans toutes les directions. »

D'Alhazen, Vinci ne reprend pas seulement le sens de la lumière, mais également la manière de raisonner. Un maître mot ne quittera plus son esprit : l'expérimentation, dont il se nourrira pour justifier toutes ses hypothèses.

Ses textes touchant à l'ophtalmologie sont remarquables d'intelligence. Son intuition est, comme pour le reste de son œuvre, surprenante. Son travail sur la physiologie de la vision est passionnant. Il traite notamment des phénomènes de variation pupillaire et du punctum proximum. Dans les pages truffées de croquis qu'on lui connaît, figurent également des descriptions anatomiques - sans doute largement inspirées du passé.

Vinci s'oppose à Alhazen sur un point. Il situe l'organe de la vision non plus au niveau du cristallin mais de la rétine. Il ne le formule pas aussi clairement mais pressentant son importance, il attribue à la rétine un rôle spécifique dans la transmission du signal lumineux. Malgré l'absence de microscope il a l'intuition troublante de sa composition histologique, comme s'il avait déjà observé les infinies ramifications la tapissant pour former le nerf optique.

« Le nerf qui part de l'œil et va au cerveau est semblable aux cordes perforées qui, au moyen

d'infinis petits rameaux, tissent la peau et par les pores se portent au sens commun. »[53]

Ainsi donc, Vinci fait reculer dans l'œil l'organe visuel. Il reprend aussi l'idée d'Alhazen qui faisait de l'œil une chambre noire et pousse l'exploration afin de comprendre le processus de formation de l'image. Il découvre que l'image s'inverse au passage de la pupille.

« Il est démontré que lorsque l'image des objets pénétrera par une petite ouverture, leurs contenus éclairés entreront dans la chambre noire. Ces objets s'imprimeront sur un papier blanc placé à l'intérieur de cette chambre noire tout près de l'ouverture. On verra ces objets reproduits sur ce papier avec leurs contours et leurs couleurs, ils auront l'air d'être peints sur le papier. Mais ils seront plus petits et renversés à cause de l'intersection.[54] *»*

L'idée d'un monde s'imprimant à l'envers ne semble pas convenable à ce génie, Vinci attribue donc au cristallin le rôle d'inverser à nouveau l'image.

« La sphère vitréenne (cristallin) est placée au milieu de l'œil pour redresser les images afin que la droite redevienne droite et que la gauche redevienne gauche. »

« L'idée d'un monde s'imprimant à l'envers ne semble pas convenable à ce génie. »

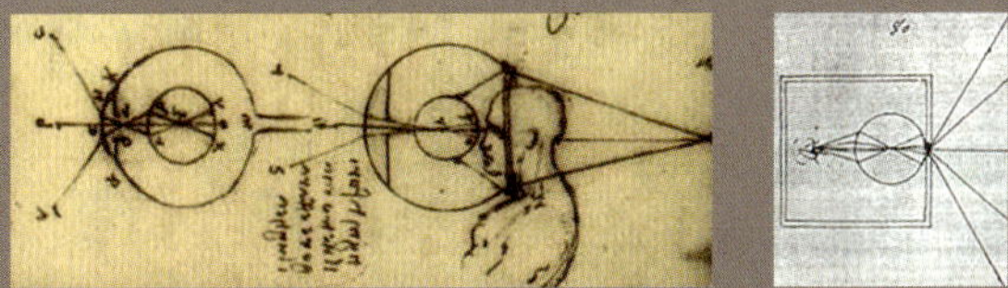

L'œil selon Vinci

Des calculs erronés en raison de deux approximations de taille : Vinci ne prend pas en compte la réfraction cornéenne qu'il ignore toujours et fait intervenir des rayons divergents. Avec lui, nous sommes encore dans un schéma intermédiaire entre l'ancien modèle et le nouveau. Il faudra encore patienter un peu pour voir apparaître la plus grande révolution depuis Alhazen.

« Descartes comprend le rôle accommodatif du cristallin. »

Les êtres meurent mais les idées se réincarnent. L'élan de la Renaissance se propage. D'autres reprennent le flambeau de la connaissance. Ainsi, Kepler apporte sa pierre à l'édifice, énonçant en 1611 une première ébauche de loi de la réfraction. $i = n \times r$ formule qui fonctionne lorsque les angles d'incidence sont faibles.

Mais l'ouvrage de référence, la bible de l'optique, viendra quelques décennies plus tard avec René Descartes. L'homme du Cogito[55]. « Je pense donc je suis » : douter même de son existence revient à faire table rase du passé. Le cogito, c'est remettre en question tous les acquis tenus pour définitifs, jusqu'à son existence, pour tout redéfinir et redémontrer. Abandonner scolastique et syllogismes, logique archaïque du Moyen Âge pour trouver une méthode de raisonnement universelle et définir le monde par les mathématiques, des lois. Ainsi pourrait se résumer l'objectif avoué de Descartes.

« Au lieu de cette philosophie spéculative[56] qu'on enseigne dans les écoles, on peut trouver une pratique, par laquelle, connaissant la force et les actions du feu, de l'eau, de l'air, des astres, des cieux, et de tous les autres corps qui nous environnent, nous pourrions nous rendre comme maîtres et possesseurs de la nature. »[57]

Aboutir à la loi physique parfaite, c'est ce qu'il parvient à faire dans le domaine de l'optique. Il l'énonce dans « La dioptrique », ouvrage qui porte le nom de la discipline créée par Kepler, son illustre prédécesseur, et publié en annexe du discours de la méthode.

$n_1 \sin i_1 = n_2 \sin i_2$, la loi demeure aujourd'hui encore enseignée ainsi, même si elle dérive actuellement de plus larges équations modernes.[58]

« La Dioptrique », cependant, dépasse largement une simple équation. La force de Descartes dans cet ouvrage est de ne pas se comporter en médecin plutôt que comme un physicien. Il pratique des dissections et confesse, pour ses démonstrations avoir souvent recours à *« l'œil d'un homme fraîchement mort ou, à défaut, celui d'un bœuf ».*

Alliant ses connaissances fines de l'anatomie et de l'optique, Descartes propose un modèle plus exact du fonctionnement de l'œil.

Il reconnait à la cornée un rôle important dans la réfraction. Il comprend le rôle accommodatif du cristallin[59]. Il décrit même sa fonction dans la mise au point de l'image en fonction de la distance de l'objet observé :

« La réfraction, qui se fait en l'humeur cristalline, sert à rendre la vision plus forte, et plus distincte. Pour représenter distinctement un point à l'infini, il est besoin que toute la figure de cette humeur (le cristallin) se change, et qu'elle devienne un peu plus plate. Pour représenter un point proximal, il est besoin qu'elle devienne un peu plus voûtée ».

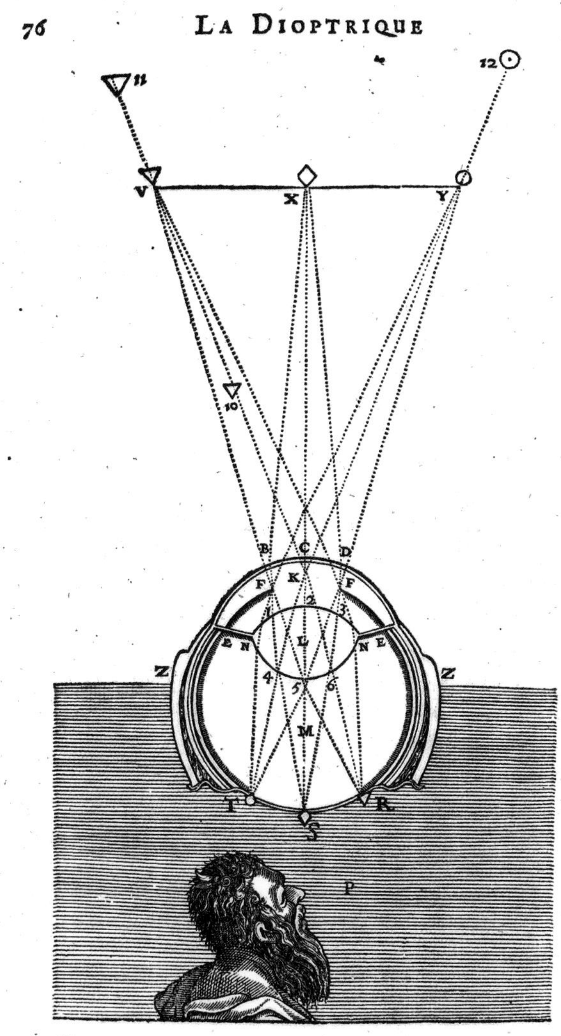

L'œil selon Descartes

Il décrit les lentilles, dont certaines, les verres biconcaves, permettent empiriquement la correction de la myopie depuis le XVe siècle.

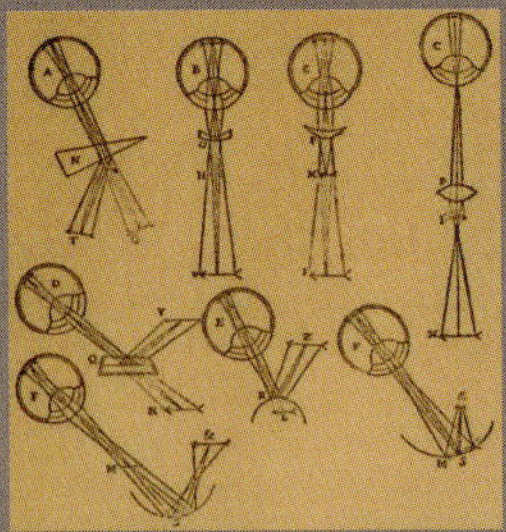

L'œil selon Descartes

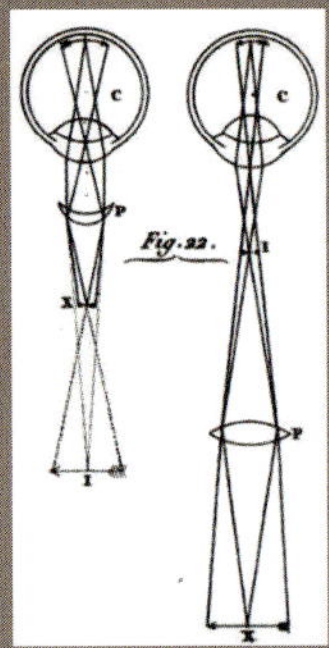

Les lentilles vues par Descartes

Descartes décrit en outre le rôle du diaphragme pupillaire : « *Le changement de grandeur qui arrive à la prunelle sert à modérer la force de la vision ; car il est besoin qu'elle soit petite quand la lumière est trop vive afin qu'il n'entre pas trop de rayons dans l'œil et que le nerf (la rétine) n'en puisse être offensé, et qu'elle soit plus grande quand la lumière est trop faible afin qu'il en soit assez pour être sentis* ».

Avec Descartes, enfin, la rétine devient le véritable organe sensoriel de l'œil puisqu'il situe à son niveau la formation de l'image et attribue au cerveau de redresser l'inversion. Les voies visuelles envoient l'information au cerveau (qu'il situe dans la glande pinéale). C'est ensuite à ce dernier d'intégrer et d'interpréter les signaux.

Après des milliers d'années d'histoire et d'approximations, l'œil moderne est né.

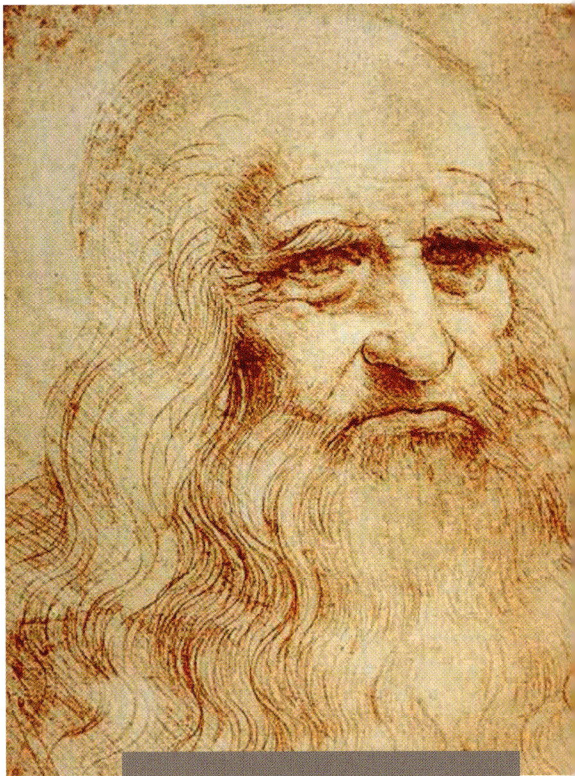

Léonard de Vinci (1452 - 1519)

Après des milliers d'années d'histoire et d'approximations, l'œil moderne est né.

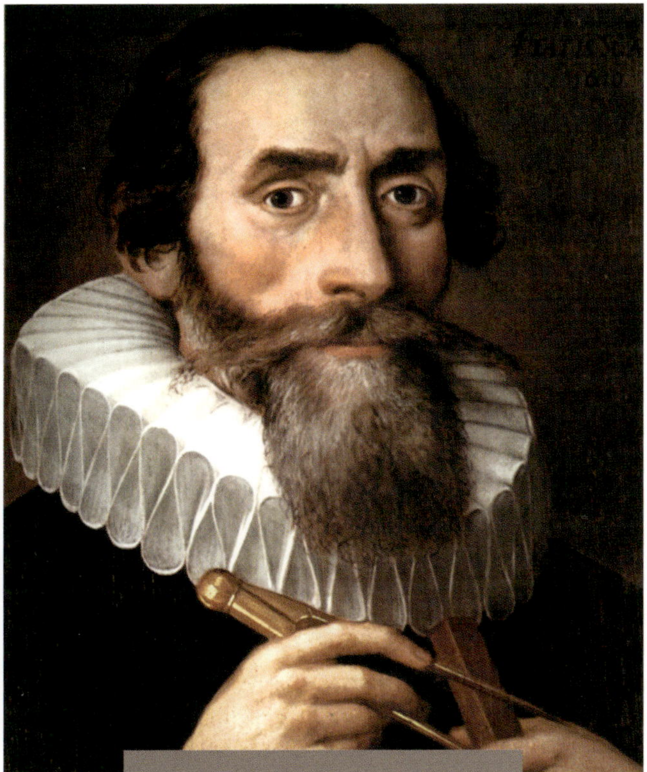

Johannes Kepler (1571 - 1630)

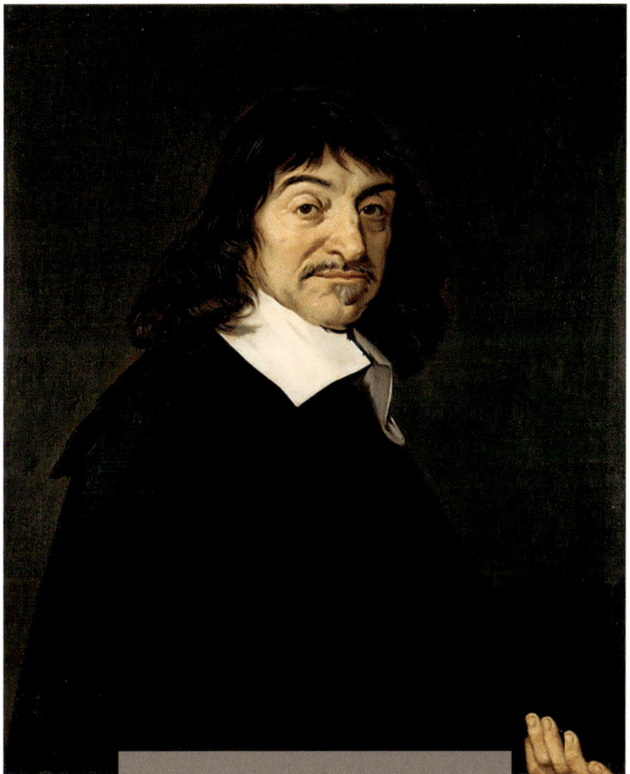

René Descartes (1596 - 1650)

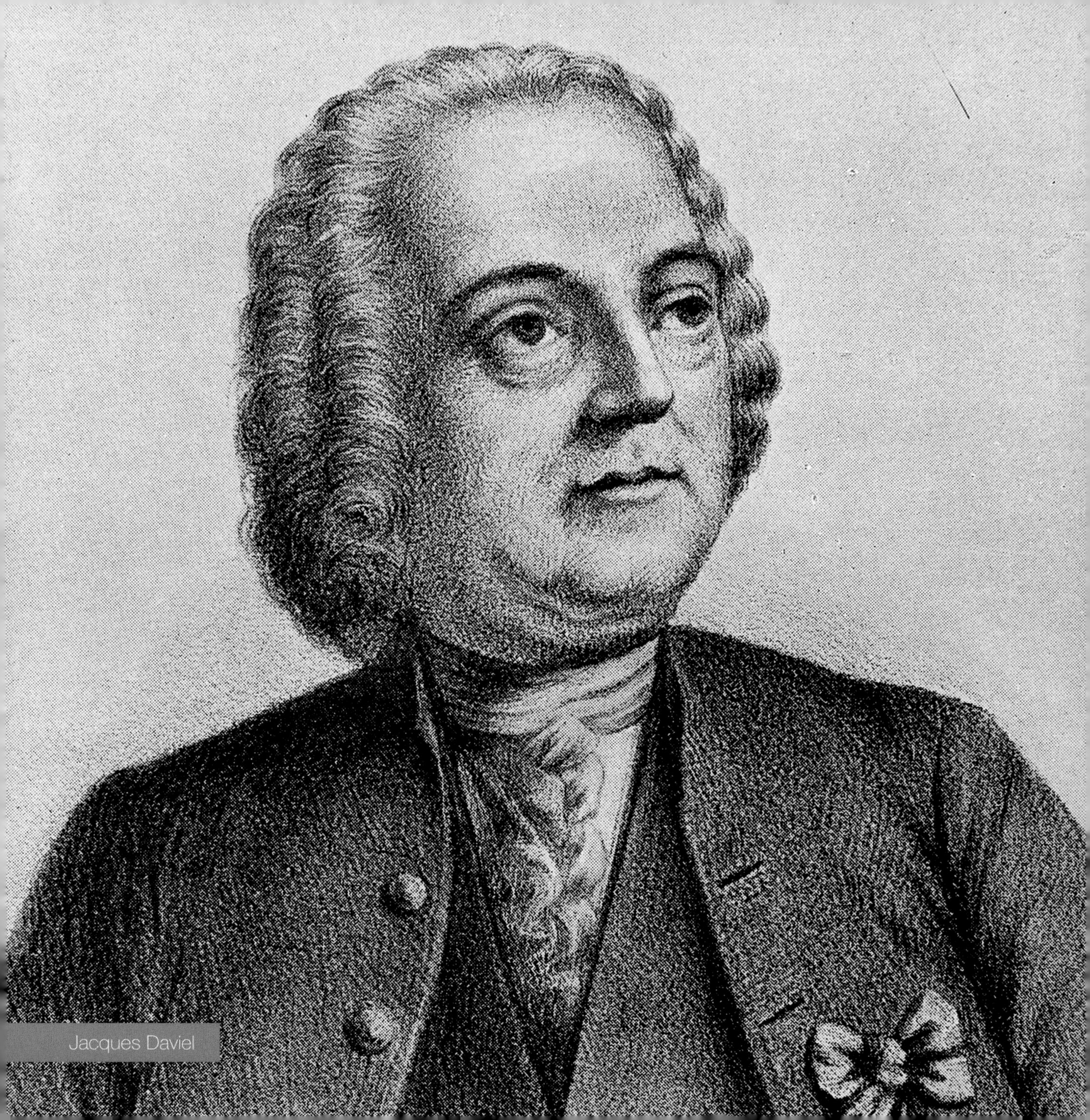
Jacques Daviel

DEUXIÈME PARTIE
De grands hommes

CHAPITRE 8 : JACQUES L'OPPORTUNISTE

JACQUES DAVIEL (1693 - 1762)

Né en Normandie en 1693, c'est un homme parti de rien qui s'est hissé au sommet. Débutant sa carrière à l'Hôtel-Dieu, il sera successivement chirurgien de guerre, chirurgien de peste, puis chirurgien auprès des plus grands de ce monde - dans toutes les cours d'Europe, et enfin chirurgien personnel du roi Louis XV. Il inspirera Diderot et aux côtés d'Ambroise Paré[60], Harvey[61] ou Felix[62], il jouera un rôle clé dans la réhabilitation de la chirurgie en ce siècle des Lumières… Par dessus tout, Daviel sera à l'origine de la plus grande révolution chirurgicale oculaire, en mettant au point la première méthode d'extraction extra capsulaire du cristallin.

« Le hasard me fit prendre la résolution de ne plus opérer qu'en ouvrant la cornée et d'aller chercher le cristallin dans son chaton[63] pour le faire passer par la prunelle dans la chambre antérieure et le tirer ensuite de l'œil. »

JACQUES DAVIEL[64]

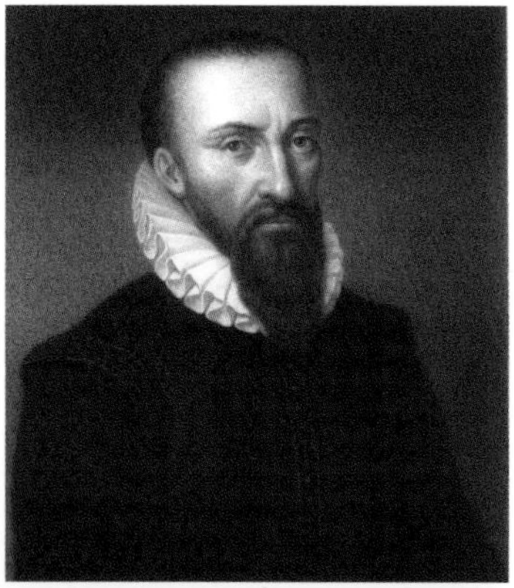

Ambroise Paré (1510 - 1590)

« Ecclesia abhorret a sanguine »[66] - l'Eglise abhorre le sang. Par ces mots, le clergé avait sans discussion condamné le chirurgien du Moyen Âge. Ainsi au XVIIe siècle encore, la médecine est-elle l'art noble des gens bien nés maitrisant le latin, les ordonnances et le verbe, quand la chirurgie est le domaine réservé des barbiers-perruquiers. Les premiers dictent les ordonnances de saignées et les mains souillées des barbiers les pratiquent.
Mais les choses changent. Depuis Ambroise Paré et ses ligatures, une mutation s'est amorcée, que l'incision de la fistule royale de Louis XIV par Félix en 1686 symbolise : un chirurgien a pris place à la cour, opérant sous le regard de Mme de Maintenon. Voilà qui change tout !

En effet, en cette fin de XVIIe siècle, les règles d'exercice des chirurgiens se précisent. 1691 voit une distinction officielle se faire entre barbiers et chirurgiens. Aux barbiers, on attribue de pratiquer les saignées, d'arracher les dents, de reboucher et panser les plaies, de rectifier les fractures. On confie aux chirurgiens de trancher les membres gangrenés, de drainer les abcès, d'ouvrir les ventres et d'inciser les veines…

Voici le contexte choisi par Jacques Daviel pour venir au monde, sur une terre où son avenir semble prédestiné. Fils d'un modeste notaire, il nait en Normandie l'année 1693. Dès l'adolescence, Daviel est placé en apprentissage chez son oncle chirurgien à Rouen. Le jeune homme s'aperçoit vite qu'en France il n'y a véritablement que deux endroits pour apprendre ce métier : Montpellier et Paris. Aussi, c'est logiquement à l'Hôtel-Dieu[67], sur l'île de la Cité, dans le plus grand hôpital du royaume, que Daviel exercera ses premières années.

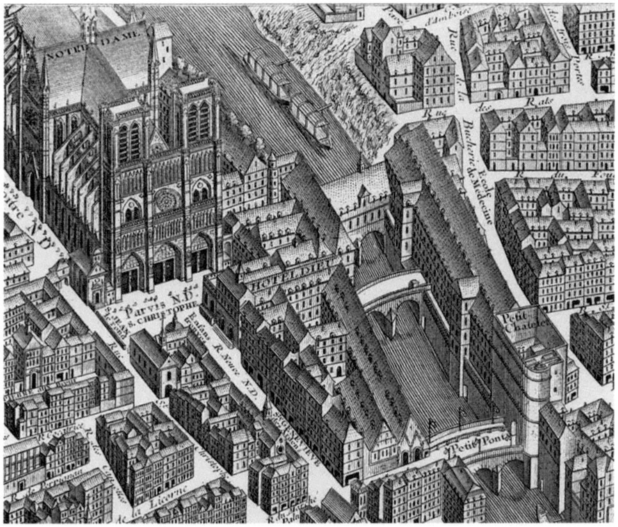

L'Hôtel-Dieu sur le plan de Turgot - 1739

C'est un système cloisonné. La progression de Daviel est lente, son salaire faible. Aussi, attiré tout autant par la prime d'engagement[68], que par l'espoir d'une nouvelle carrière et d'une promotion accélérée, Daviel s'engage dans les armées royales. Il passera 6 ans dans le régiment de Charolais au Quesnois, comme apprenti chirurgien. Il s'initie aux côtés des chirurgiens-majors avant de retourner à nouveau à l'Hôtel-Dieu.

Ses années militaires ne lui laissant finalement pas beaucoup d'autres souvenirs que ceux de la vie de guerre et de son lot de souffrances.

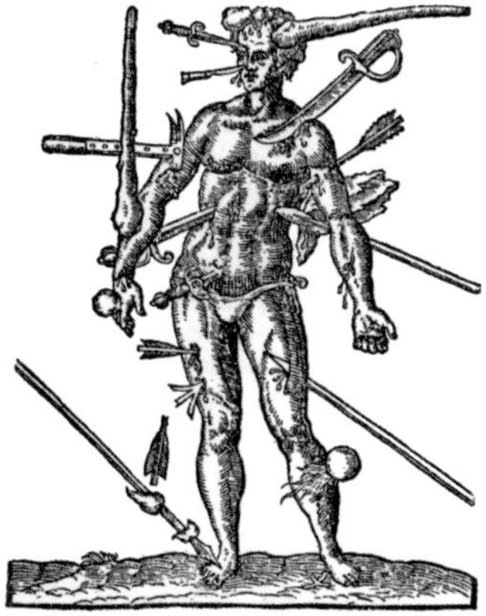

Les blessures de guerre selon Ambroise Paré

Quand Daviel revient à l'Hôtel-Dieu, le rythme de l'enseignement n'a pas beaucoup changé[69]. Le programme qui l'attend est difficile. Lever à 5 heures l'été, 6 heures l'hiver. Il ne revient étudier dans sa chambre qu'à 19 heures le soir après les saignées de 18 heures qui suivent le souper. Titulaire du statut de compagnon chirurgien, équivalent de l'actuel internat, il accompagne le médecin titulaire dans sa visite. Chaque matin il examine à ses côtés les malades dans les grands lits à baldaquin, suivi de la religieuse responsable de la salle. Deux heures au milieu des patients, des gémissements et des odeurs. Une étiquette rappelle le nom et l'affection de chacun. Lors de la visite, pendant que le ponte examine et ordonne, Daviel note les consignes chirurgicales, les saignées et les emplâtres à pratiquer, tandis que de son côté, un garçon apothicaire liste les ordonnances de médicaments, qu'il prépare ensuite à partir des herbes cultivées dans le jardin botanique de l'Hôtel-Dieu.

« Daviel trouvera son salut dans la peste »

Le système de formation des chirurgiens émerge à peine et déjà les choses semblent inscrites. Hier comme aujourd'hui, abnégation et dévouement sont indispensables à ce compagnonnage parfois ingrat, et à cette fonction presque bénévole qui semble appelée à s'éterniser. Du matin au soir, Daviel assiste le chirurgien dans ses gestes, assure les suites opératoires, les visites. Pendant 5 ans, il décline ainsi la liste de ses tâches et de ses devoirs à la cadence immuable d'un écrasant

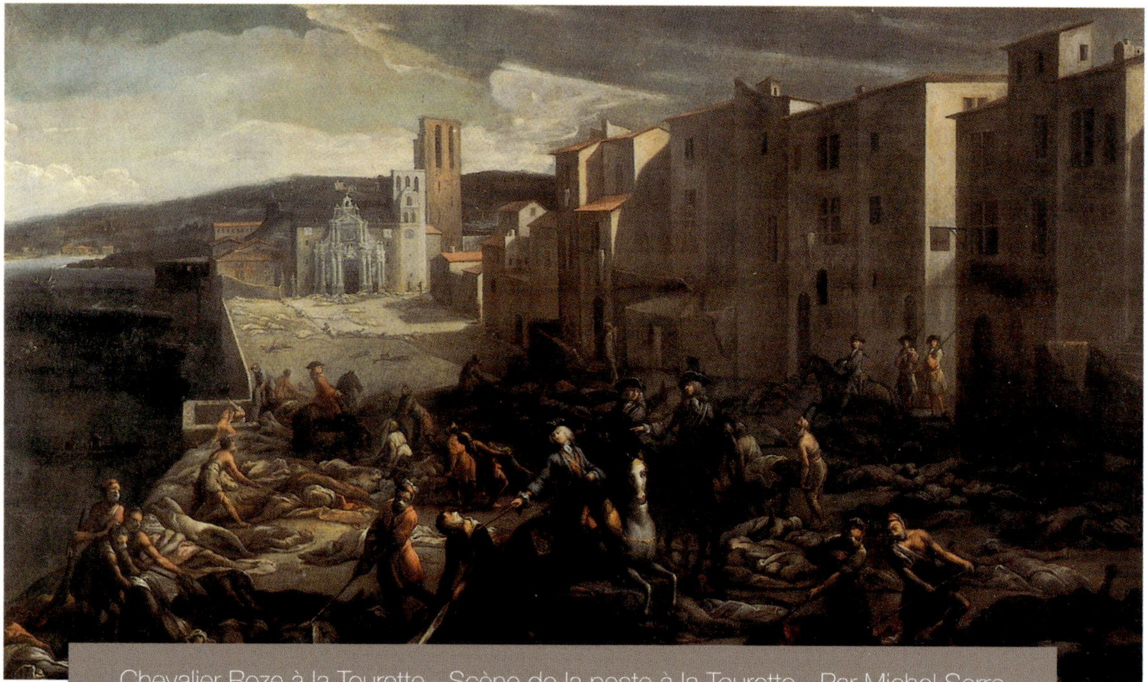

Chevalier Roze à la Tourette - Scène de la peste à la Tourette - Par Michel Serre

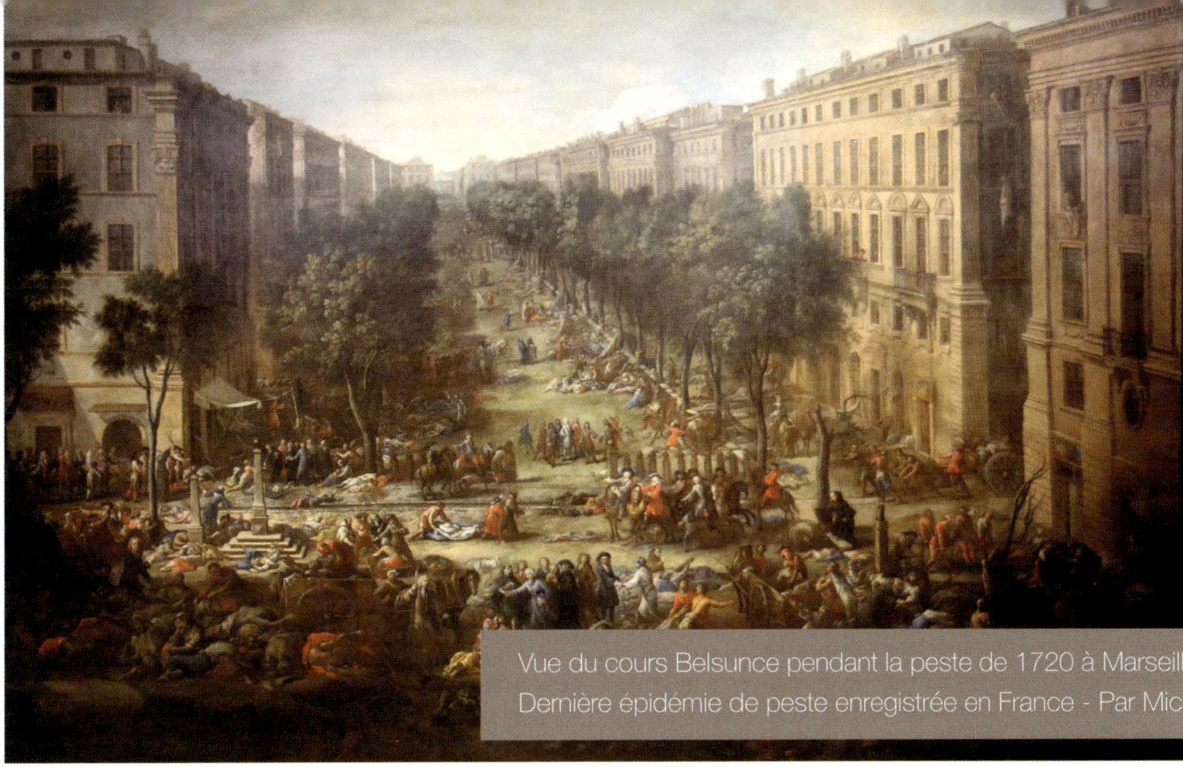

Vue du cours Belsunce pendant la peste de 1720 à Marseille.
Dernière épidémie de peste enregistrée en France - Par Michel Serre

hôpital rythmé par le flot puissant et constant des malades. Sa promotion tant attendue ne viendra pas. D'une certaine manière, il trouvera son salut dans la peste.

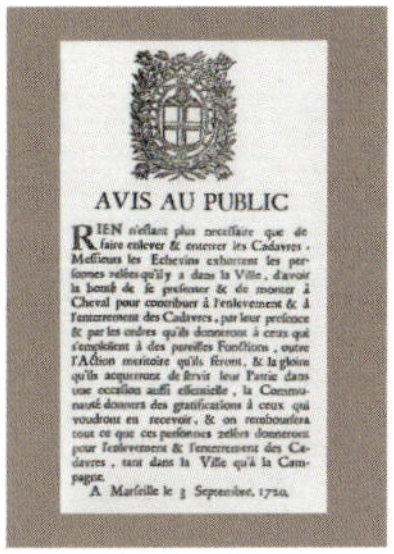

AVIS AU PUBLIC

RIEN n'estant plus necessaire que de faire enlever & enterrer les Cadavres, Messieurs les Echevins exhortent les personnes zélées qu'il y a dans la Ville, d'avoir la bonté de se presenter & de monter à Cheval pour contribuer à l'enlevement & à l'enterrement des Cadavres, par leur presence & par les ordres qu'ils donneront à ceux qui s'employent à des pareilles Fonctions, outre l'Action meritoire qu'ils feront, & la gloire qu'ils acquerront de servir leur Patrie dans une occasion aussi essentielle, la Communauté donnera des gratifications à ceux qui voudront en recevoir, & on remboursera tout ce que ces personnes zélées donneront pour l'enlevement & l'enterrement des Cadavres, tant dans la Ville qu'à la Campagne.

A Marseille le 3 Septembre, 1720.

L'épidémie éclate à Marseille en 1720. Rien ne résiste à l'extraordinaire violence de la maladie. Mille personnes meurent chaque jour et le corps médical lui-même est décimé. Saisissant l'opportunité de plus d'action et l'espoir d'une promotion accélérée, Daviel s'engage aussitôt.

Il est affecté à Digne, petite ville de montagne, où l'on a su prendre les mesures préventives qui s'imposent. La situation est contrôlée. Par chance Daviel est épargné. Il devrait s'en réjouir, mais le présomptueux aspirait à un véritable baptême du feu. Lui qui brûlait de faire ses preuves, se retrouve désœuvré parmi les champs de lavande. Il désespère.

Six mois plus tard, un nouveau foyer de peste éclate à Toulon. On y meurt beaucoup. Cette fois, sa mutation au cœur du combat est acceptée. Il verra la mort en face. Par miracle, il survivra.

La peste a répandu malheur et désolation autour d'elle. Partout où elle passe, elle dévaste, inspire crainte et terreur. Pourtant Daviel aura trouvé en elle sa plus fidèle alliée. Il lui devra sa fortune. Durant l'épidémie, il s'est illustré par son immense bravoure mise au service de ses compétences. Au contraire de ses pairs attirés par la prime fuyant l'exposition, lui ne craint pas le danger. Il soigne sans relâche suscitant les regards. Il a su se faire remarquer et sur le terrain, a noué des amitiés précieuses. Il s'est lié au courageux Félix, qu'il a même soutenu comme un ami quand ce dernier a perdu l'une de ses filles, morte du bacille. Lorsque les choses sont rentrées dans l'ordre, la peste enfin vaincue, les deux guerriers restent unis par les liens du feu.

Dans le calme qui suit la tempête, Daviel trouve un maître en la personne de Félix. Ils coulent ensemble de douces années. En contrepartie de l'enseignement qu'il reçoit, Daviel explique les méthodes modernes apprises à l'Hôtel-Dieu. C'est une admiration réciproque qui unit les deux hommes, et le vieux chirurgien est heureux de trouver dans l'élève brillant le gendre qu'il attendait. Daviel épouse Anne, la seconde fille de Félix.

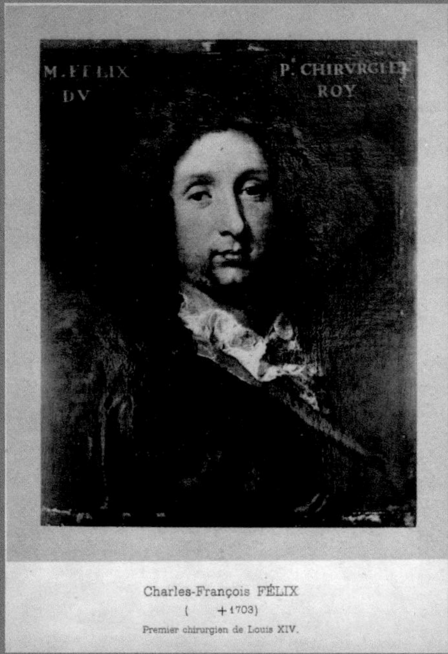

Charles François Félix de Tassy (1635 - 1703), Premier chirurgien du roi Louis XIV

Les choses prennent alors un tournant nouveau dans la vie de Daviel. Avec ce mariage, il fait maintenant partie du monde honorable. La dote est conséquente, son existence confortable. Il est estimé. Ses nouveaux appuis sont un soutien précieux dans l'obtention de sa Licence de chirurgie en 1722. Il est nommé sous le titre de « Chirurgien de la peste », ce qui le lie à la ville de Marseille en cas de nouvelle épidémie. Mais peu lui importe, il est chirurgien !

Les années qui suivent seront bonnes pour Daviel. Il exerce d'abord comme chirurgien de quartier de l'Hôtel-Dieu de Marseille. Puis en 1729, il ouvre le premier cours d'anatomie de la ville. Mais il est rapidement accusé d'avoir volé un corps pour pratiquer une dissection, certainement dans le dessein d'organiser un cours d'anatomie clandestin. Ce faux pas lui coûtera l'exclusion de son poste pour deux ans.

La vie des êtres exceptionnels, au même titre que toutes les autres, est soumise aux implacables caprices du hasard. Celle de Daviel devra beaucoup à la providence, puisqu'après avoir miraculeusement échappé à la peste, le chirurgien tirera parti de ces années d'exclusion, qu'il mettra à profit pour s'initier aux maladies des yeux et aux opérations les concernant. Il est influencé et conforté dans cette démarche, par une rencontre qui interviendra en 1734, lorsque son destin croise celui, du « Chevalier Taylor »[70]. C'est ainsi que le plus réputé chirurgien des yeux de son temps se fait appeler. Un personnage d'une grande originalité, adepte du faire valoir, qui fascine Daviel.

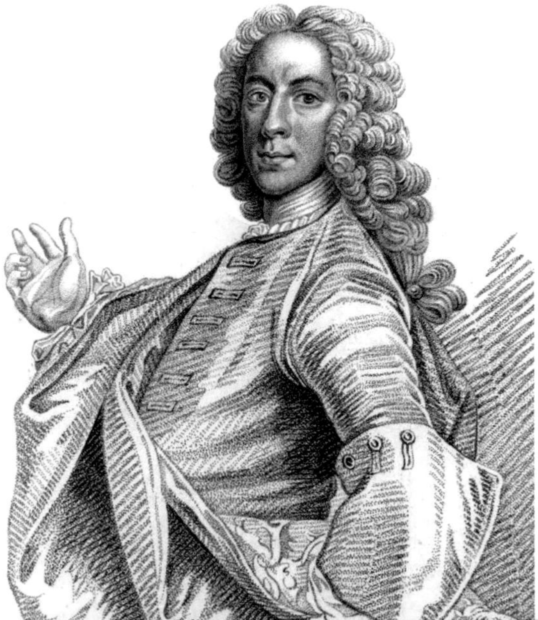

National Library of Medicine - Images from the History of Medicine (NLM).

Portrait de John Taylor (1703 - 1772), dit « Chevalier Taylor ».
Un oculiste bien connu pour avoir rendu Bach et Haendel aveugles pratiquement la même année.

Taylor maîtrise la chirurgie de la cataracte. C'est en tout cas ce qu'il prétend et confie aux gazettes locales des villes qu'il traverse. Sa méthode est simple. Concentrer les malades en un temps réduit, en opérer un maximum, collecter l'argent et partir au plus vite. Les moqueries vont bon train au sujet de cet homme qui fut l'oculiste des plus grands de ce monde. Il compte parmi ses patients le Roi d'Angleterre et Fréderic le Grand de Prusse[71]. Mais l'homme est surtout célèbre pour avoir rendu Bach aveugle en ratant les interventions de ses deux yeux en 1750, puis Haendel un an plus tard, faisant finalement de la cécité des musiciens sa spécialité. Selon plusieurs auteurs, dont Hirschberg, Taylor n'était même pas médecin. Il aurait plus vraisemblablement été un charlatan de génie, dont la fortune tourna lorsqu'il « rata » un certain nombre d'opérations, exemple typique de praticien « illégal » dont tous les titres étaient faux. La supercherie ne fut découverte qu'après sa mort.[72]

Le personnage haut en couleurs séduit cependant Daviel. Ce dernier le suit dans son projet visant à exploiter la filière ophtalmologique peu maîtrisée par les esprits d'alors et moins encore par leurs mains. Daviel étudie donc l'anatomie de l'oeil, s'entraîne sur des yeux d'animaux et enfin, dans le sillage du maître Taylor, se lance l'année de leur rencontre, en 1734. Il opère son premier cas, un ptérygion. Puis son deuxième, le véritable test. Pour cette première cataracte il choisit Honoré Amiel, déjà opéré par abaissement. Le cristallin étant remonté, il s'apprête à pratiquer une nouvelle intervention. Reprenant la méthode de communication de Taylor, il fait publier le compte-rendu victorieux de sa chirurgie dans le « Courrier d'Avignon » :

« Le Chevalier Taylor, un charlatan qui rendit Bach et Haendel aveugles. »

« *Le malade tomba entre les mains du sieur Daviel, qui ne balança pas de lui faire une deuxième fois l'opération de la cataracte à laquelle il réussit si bien, que le malade y vit sur le champ, distingua les objets et ne ressentit plus la douleur dont il était tourmenté avant l'opération. Ce malade a été totalement guéri en 18 jours.* »

Pour cette première chirurgie, Daviel s'est contenté d'abaisser un cristallin seulement accroché par quelques fibres zonulaires remontées en arrière de la pupille. C'est un coup de maître !

Le cas suivant sera une cataracte classique, réussie là encore. Elle aussi publiée. Entre 1734 et 1744, pas moins de 30 articles paraissent dans le Courrier d'Avignon, tous destinés à promouvoir et vanter les faits et gestes de Daviel. Sa méthode d'autopromotion ne souffre d'aucun échec, puisqu'en cas de contretemps, le cas n'est simplement pas publié. Un biais de publication, dirait-on aujourd'hui...

S'il est volontiers impudent, Daviel sait malgré tout se montrer prudent. Il ne manifeste pas de fanfaronnade à la Taylor, ne promet pas de guérison miracle de la cécité.

Il progresse lentement mais sûrement. Il opère son premier notable. Un succès. Maladies de cornées, inflammations, il guérit tout. Son ascension se poursuit. Il élargit sa clientèle et accède au véritable statut d'oculiste. En 1736, il est appelé à soigner à la cour de Lisbonne. Voici ce qui parut dans le Courrier d'Avignon :
« Le sieur Daviel, dont il a été parlé il y a quelques temps, ayant été appelé en Portugal pour une opération de conséquences sur les yeux, et ayant reçu pour cela congé de sa majesté, est parti pour ce pays-là. »[74]

Daviel profitera de ce congé pour se rendre à Aix, Salon, Arles, Nîmes, Béziers, Narbonne, Carcassonne, Castelnaudary, Toulouse, Bordeaux. Puis il rejoint Bayonne, l'Espagne et enfin Lisbonne. Dans chacune des villes, il examine ceux *« qui pourraient avoir besoin de son secours »*. Sans craindre la fatigue, sitôt arrivé, il se fait annoncer, placarde les murs et pratique *« beaucoup d'opérations de toutes espèces avec beaucoup de succès »*[75]. L'opération du comte pour lequel il a été appelé a lieu à la cour de Lisbonne en 4 minutes. Il abat brillamment la cataracte gauche *« en présence des médecins et des chirurgiens du roi et de quantité de seigneurs de la cour qui en firent rapport au roi lui-même qui voulut être informé de tout ce qui regarde cette opération »*.[76]

Daviel rentre à Marseille un an et demi plus tard, le 26 septembre, après un long détour par le sud de l'Espagne, et selon ses dires *« plus de deux mille patients soignés au cours de son périple »*. Entre vie privée et carrière, il fait son choix et repart presque aussitôt pour Paris, où il est appelé par le roi. Daviel accède aux académies, aux honneurs. Il est ensuite sollicité par le Tsar de Russie, le roi de Prusse, le roi de Pologne, le duc Théodore de Bavière... Il acquiert des titres honorifiques. Il est reconnu par les princes et ses pairs, enfin !

En 1745 un ermite vient trouver Daviel pour se faire opérer de son deuxième oeil, l'opération du premier ayant été manquée. Comme à son habitude, Daviel opère selon la méthode de l'abaissement ainsi qu'on la pratiquait déjà au temps de Galien. Le malade s'assied sur une chaise face à Daviel, à la lumière du jour. Sa tête est tenue bien appuyée contre le torse d'un serviteur. Daviel procède à l'abaissement sur l'oeil non anesthésié. Mais comme cela arrive parfois, l'abaissement ne se déroule pas comme souhaité. Le cristallin se trouve ciselé en plusieurs morceaux dont certains passent en chambre antérieure. Un hyphéma remplit la chambre antérieure, empêchant le chirurgien d'y voir. Des complications sans doute assez fréquentes, mais puisqu'il s'agit d'un monophtalme, Daviel persévère. Il repense à cette publication de Jean-Louis Petit décrivant le cas d'un patient à qui il avait ouvert la cornée pour évacuer le cristallin passé devant l'iris... et se lance. Avec de petits ciseaux courbes, il ouvre la cornée. Le sang se vide, les morceaux de cristallin s'écoulent. Le malade perçoit de nouveau les objets !

« Le hasard me fit prendre la résolution d'opérer en ouvrant les cornées. »

Victoire de courte durée. Une infection fait rapidement perdre dans les jours suivants les bénéfices visuels de cette audace. Néanmoins voilà qui donne à réfléchir à Daviel. Il approfondit cette voie. Si certains pratiquent l'extraction du cristallin de l'oeil par la cornée quand celui-ci passe devant l'iris après abaissement, pourquoi ne pas le faire en première intention ?

« Le hasard me fit prendre la résolution de ne plus opérer qu'en ouvrant la cornée, comme je l'avais fait à l'ermite et d'aller chercher le cristallin dans son chaton[77] *pour le faire passer par la prunelle dans la chambre antérieure et le tirer ensuite de l'oeil. Je fis pour la première fois cette opération chez une femme, j'ouvris la cornée comme je l'ai expliqué, ensuite, en portant une spatule sur la partie supérieure de la cataracte, je la détachai et la tirai en morceaux hors de l'oeil avec cet instrument. La prunelle parut nette ; la malade n'eut pas le moindre accident et fut guérie 15 jours après. »*

La première méthode d'extraction du cristallin par voie extra capsulaire était née.

« Ce succès m'ayant encouragé à pratiquer cette méthode, elle me réussit encore sur 4 malades mais elle manquait apparemment en plusieurs points nécessaires à sa perfection, puisqu'ayant été mise en usage sur plusieurs autres malades, elle n'eut pas de suites aussi heureuses. Je sentis alors la nécessité de tenter une nouvelle façon d'opérer, au moins pour établir la comparaison de ces différentes méthodes, et tâcher, s'il était possible, d'en trouver une exempte des accidents trop ordinaires. »[78]

En 1746, Daviel retrouve la capitale. Il s'installe au 19 quai Malaquais, qui sera plus tard la résidence de George Sand. Il trouve un nouvel organe d'expression, le journal « Mercure de France » grâce auquel sa réputation parisienne devient rapidement égale à celle dont il jouissait à Marseille. Fort habile de ses mains, il l'est aussi en diplomatie et poursuit son ascension. En 1748, il devient conseiller et chirurgien du roi. Louis XV a 40 ans, il est au sommet de son règne. Daviel l'accompagne souvent lors de ses nombreuses chasses à courre. Dans une correspondance, il évoque les chutes incessantes du roi :

« Le grand prince a fait une chute à Compiègne l'été passé, a contus son genou gauche et ne fut pas saigné. Il est d'une patience d'ange. ».

Au cours d'un autre déplacement avec le roi, Daviel trouve l'occasion d'examiner Louis XV et sa famille.

« J'arrive à la chasse. Il est onze heures et demie. Le roi nous a fait faire trois lieues, il a pris deux cerfs. Monsieur Le Dauphin est arrivé ici depuis le 25 avec Mme la Dauphine en fort bonne santé. J'ai eu l'honneur d'examiner les yeux du roi vendredi passé. Je n'ai jamais rien vu d'aussi beau et je n'ai jamais touché d'yeux si parfaits de même que ceux de la reine. »

Même si le roi Louis XV est bel est bien connu pour la beauté de ses yeux, reconnaissons que Daviel est passé maître dans l'art de la flatterie, ce qui n'est sans doute pas totalement étranger à son succès de cour. Daviel aime se mettre en valeur et n'hésite pas à opérer devant un public choisi. Mme de Pompadour, Diderot et bien d'autres. Il sait si bien susciter l'intérêt général que grâce à lui, la cataracte devient presque un spectacle, en tout cas, un sujet de discussion à la mode. Voici ce qu'écrira Diderot à son sujet, un

Diderot dont l'ouvrage « Lettre sur les aveugles à l'usage de ceux qui voient » lui a valu quelques mois de prison à Vincennes en 1749, et qui admire sincèrement Daviel :

« Qui est-ce qui n'a pas entendu parler de Daviel ! J'ai assisté plusieurs fois aux interventions de Daviel. Il avait abattu la cataracte à un forgeron qui avait contracté cette maladie au feu inconditionné de son fourneau et pendant les 25 années qu'il avait cessé de voir, il avait pris une telle habitude de s'en rapprocher au toucher, qu'il fallait le maltraiter pour l'engager à se servir du sens qui lui avait été restitué ; Daviel lui disait en le frappant : Veux-tu regarder, bourreau !... »

Une autre fois :

« Le malade était assis ; voilà la cataracte enlevée. Daviel pose sa main sur des yeux qu'il venait de rouvrir à la lumière. Une femme âgée à côté montrait le plus vif intérêt au succès de l'opération ; elle tremblait de tous ses membres à chaque mouvement de l'opérateur. Celui-ci fait signe d'approcher et la place à genoux en face de l'opéré : il éloigne ses mains, le malade ouvre les yeux, il voit, il s'écrit : Ah ! C'est ma mère ! ... Je n'ai jamais entendu un cri plus pathétique ; il me semble que je l'entends encore. La vieille femme s'évanouit, les larmes roulent des yeux des assistants, et les aumônes tombent de leurs bourses. »[79]

« En 1748, Daviel devient conseiller et chirurgien du roi. »

Le succès de Daviel est éclatant ! Ecrasant, même, pour les autres... Les articles incessants de Mercure de France asseyent sa réputation. Il n'hésite pas, lui-même, à souligner les différences qui le distinguent de ses collègues. Sa réussite agace, et comme toujours, l'innovation des esprits supérieurs suscite la jalousie ! Tout particulièrement lorsqu'il s'agit d'un parvenu. Alors l'un de ses collègues prend la plume. Rousilles, pour qui l'ophtalmologie est affaire de famille, l'attaque dans le « Journal de Verdun ». L'essentiel du procès porte sur des problèmes techniques concernant les cataractes adhérentes que Daviel prétend savoir traiter, ce que notre détracteur refuse de croire possible :

« Je veux croire plutôt qu'il les a guéries, en effet, comme il nous l'assure que Daviel s'est trompé sur la nature des cataractes, et les a crues adhérentes à l'uvée sans qu'elles le soient en aucune façon.

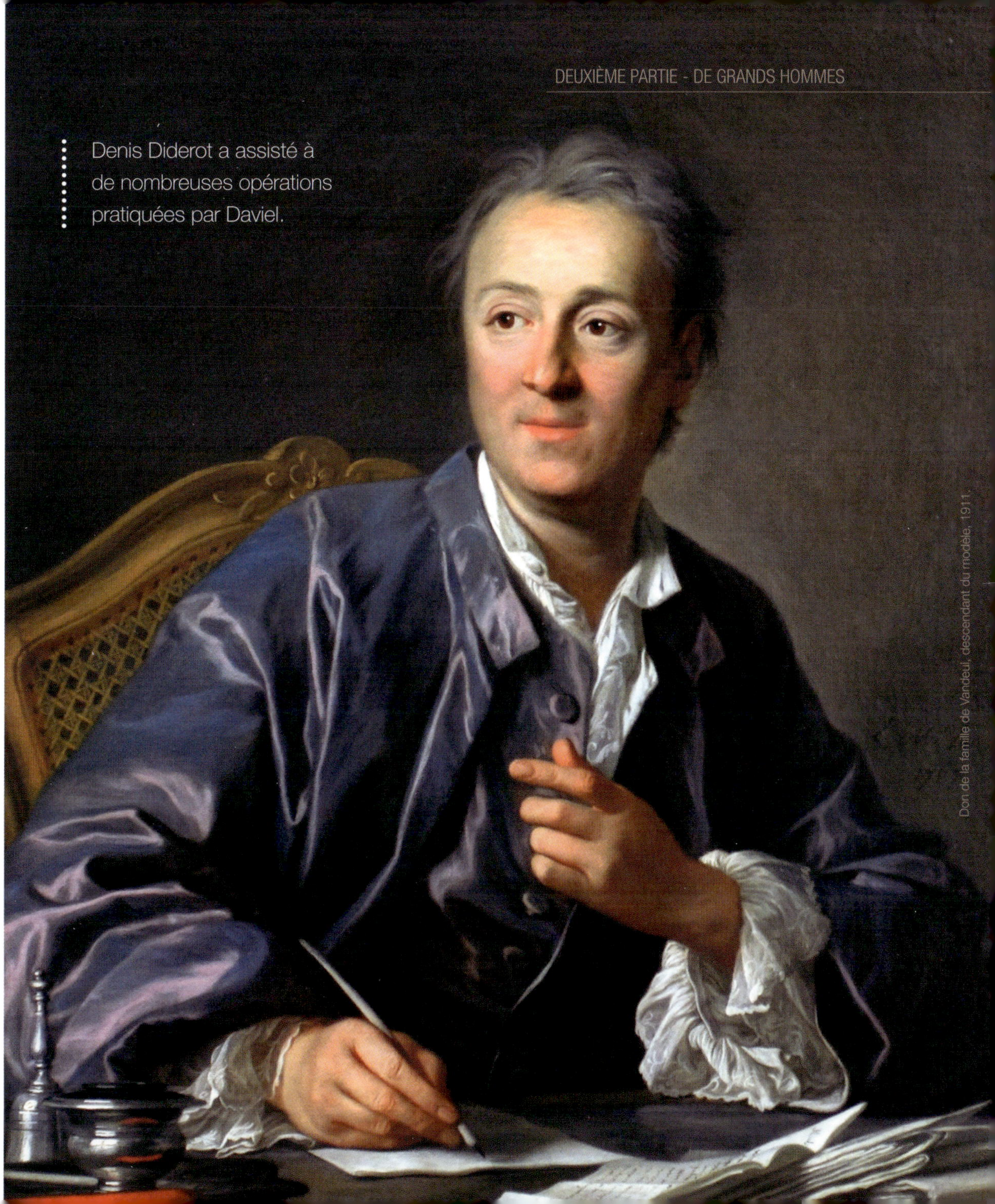

Denis Diderot a assisté à de nombreuses opérations pratiquées par Daviel.

Don de la famille de Vandeul, descendant du modèle, 1911.

Mais comment un aussi habile homme que lui a-t-il pu se tromper aussi lourdement sur une chose aussi aisée à reconnaître que sont les cataractes adhérentes ? Cela se voit au premier coup d'oeil. »

Une agression qui ne laissera pas Daviel sans réponse. Il réplique dans son « Mercure de France », daté de Juillet 1749 :
« Rien ne m'a paru plus désagréable que d'être obligé de répondre à une critique si déplacée. Je n'emploierai pas les termes de grossier et de lourd dont il s'est servi ; il est des moyens plus doux et plus honnêtes pour dévoiler les fautes qu'on veut critiquer, sans se servir de ces paroles dures et impolies, qui ne conviennent qu'aux gens sans éducation. (...) Je ne suis pas surpris que M. Rousilles ait si mal jugé puisqu'il a si mal réfléchi ! »

Cette mise au point n'éloigne cependant pas Daviel de son travail. Tandis que ses ennemis tentent de l'affaiblir, il poursuit la mise au point de sa technique. Il choisit au départ minutieusement ses cas, élargissant très progressivement les indications. Il accumule les preuves et l'expérience, affine ses gestes et ses outils puis lorsqu'il est parfaitement rodé, suffisamment sûr de lui, il n'hésite plus. Entre extraction et abaissement, plus de discussion, il extrait même le cristallin de la princesse palatine[80] venue le consulter.

Ça y est, il est prêt. Il présente officiellement sa méthode à l'Académie royale de chirurgie, rue des cordeliers (actuelle rue de l'Ecole de médecine), le 13 novembre 1752.

« C'est alors que le chirurgien a besoin de toute sa prudence. »

Une première différence avec l'abaissement frappe. Contrairement à cette méthode, il faut placer le malade dans une pièce médiocrement éclairée pour ne pas provoquer le myosis du patient. Le chirurgien se tient face à lui, son élève lui passe les instruments. Daviel décrit précisément l'installation :
« Celui qui opère couvrira l'oeil non opéré avec un bandeau, ensuite de quoi un élève placé derrière le malade posera une main sur le front en allongeant deux doigts sur la paupière supérieure et l'autre main sur le menton. »

Vient ensuite la description de la trépanation de la cornée, indiquant déjà la nécessité d'être doté de deux ciseaux courbes inversés[81].

« Le chirurgien abaisse la paupière inférieure et prenant la première aiguille (pointue et tranchante), il la plonge dans la chambre antérieure près de la sclérotique (au limbe), évitant cependant de blesser l'iris et la porte jusqu'au dessous de la prunelle. Il la retire ensuite doucement pour prendre l'aiguille mousse (et tranchante) avec laquelle il agrandira l'incision commencée, et portant cette aiguille à droite et à gauche pour ouvrir la cornée en forme de croissant suivant sa rondeur (le tracé du limbe). Mais comme la cornée se trouve un peu lâche, le chirurgien prend des ciseaux courbes et convexes dont il introduira la branche mousse entre cette membrane et l'iris, et achèvera la section tant d'un côté que de l'autre afin de la porter de chaque côté un peu au dessus de la prunelle. On observera qu'il faut deux paires pour s'accommoder de la rondeur de la cornée d'un côté et de l'autre. »

Daviel décrit ensuite la manière dont est ouvert et abordé le cristallin. Il s'agit bien d'une chirurgie extra capsulaire.

« Le chirurgien prend ensuite la petite spatule avec laquelle il relève doucement la partie de la cornée qui a été coupée, et incise avec la petite aiguille pointue et tranchante la membrane du cristallin. Après avoir coupé la membrane qui enveloppe le cristallin, on aura soin de porter la petite spatule entre ce corps et l'iris pour détacher absolument la cataracte et faciliter son issue. On laisse ensuite la calotte de cornée retomber pour achever l'opération. C'est alors que le chirurgien a besoin de toute sa prudence. »

Au XVIIIe siècle déjà, l'ophtalmologie est la science de la minutie. Voilà maintenant comment Daviel, théâtralement, introduit l'accouchement du cristallin.

« Il faut pour cela presser doucement le globe de l'oeil sans le fatiguer ; grâce aux doigts appliqués pour cela par l'aide. On évite la rupture de la membrane postérieure du cristallin qui sert de digue et qui empêche la sortie d'humeur vitrée, on voit avec plaisir la prunelle s'élargir peu à peu ; et le cristallin ayant une fois présenté son biseau, glisse doucement dans la chambre antérieure et de là, sur la joue. »

Une chute très douce du cristallin par l'oeil béant et le chirurgien peut constater, satisfait, la qualité de son travail.

« Alors la prunelle paraît claire, le nuage qui couvrait l'oeil est dissipé, et le malade auparavant plongé dans les ténèbres revoit le jour avec autant d'étonnement que de satisfaction. On rétablit la prunelle qui se dérange quelques fois par la sortie du cristallin, surtout lorsqu'il est dur et solide et d'un gros volume. »[82]

La méthode est là : ouvrir la cornée non pas pour chercher un cristallin luxé mais bien en première intention d'une chirurgie de cataracte. L'initiative était audacieuse, mais connaissant les limites de l'abaissement : hypertonies, inflammations et autres complications aboutissant en quelques années à 70% de cécité[83], les intérêts de cette technique pratiquant l'ablation définitive du cristallin sont évidents. Il lui faudra malgré tout un siècle pour qu'elle s'impose véritablement. L'incision ne se pratiquera plus en inférieur, mais en supérieur. Une anesthésie locale (à la cocaïne à partir de 1884[84] et retro bulbaire à partir de 1928) sera réalisée. Le sac capsulaire laissé par Daviel[85] sera retiré dans sa totalité[86] et l'on suturera les incisions. Posés pour la première fois par Harold Ridley[87], les implants intra-oculaires feront leur apparition en 1949. Ce n'est que très récemment que l'on est revenu à la chirurgie extra capsulaire avec l'avènement de la phakoémulsification du cristallin mise au point par Kelman[88] en 1967. Une seule différence mais de taille, la dimension des incisions.

« Le cristallin, glisse doucement dans la chambre antérieure et de là, sur la joue. Une chute très douce du cristallin par l'oeil béant. »

Si son ami et grand admirateur Denis Diderot avait consacré une biographie à Daviel, il n'aurait pas écrit « Jacques le fataliste » mais « Jacques l'opportuniste ». Toute sa vie, Daviel a allié la technique de l'autopromotion à celle de la chirurgie. Savoir faire et faire savoir... De l'audace et quelques entorses à l'éthique, voilà une invention magnifique.

En ce temps, le principe de précaution n'existait pas, il faut presque s'en réjouir. C'est ainsi que Daviel a connu les plus grands honneurs auxquels il tenait tant de son vivant, et la postérité dès sa disparition.

CHAPITRE 9 :
L'AMI DU PEUPLE

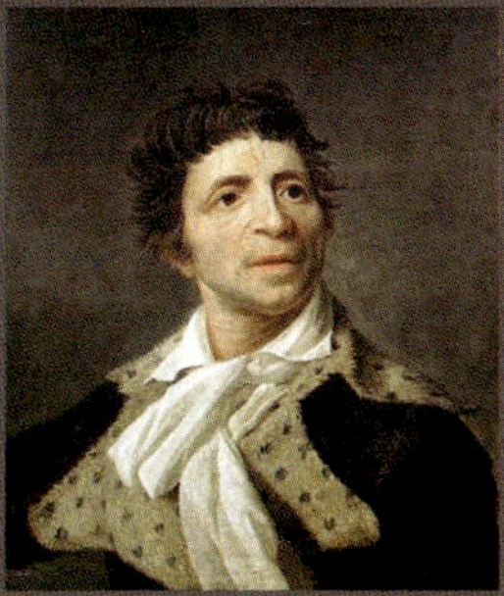

JEAN-PAUL MARAT (1743 - 1793)
Révolutionnaire convaincu né en 1743. Si ses méthodes de soins, saignées au pied et étincelles au coin de l'oeil, n'ont pas traversé les âges, il n'empêche : 150 ans avant que n'émerge l'ophtalmologie comme véritable spécialité, il en fut un précurseur qui déjà considérait la « science de l'optique » comme une discipline à part, et à ce titre mérite bien le titre d'ophtalmologiste.

« Le Mal est dans la chose même et le remède est violent. Il faut porter la cognée à la racine. Il faut faire connaître au peuple ses droits et l'engager à les revendiquer ; il faut lui mettre les armes à la main, se saisir dans tout le royaume des petits tyrans qui le tiennent opprimé, renverser l'édifice monstrueux de notre gouvernement, en établir un nouveau sur une base équitable. Les gens qui croient que le reste du genre humain est fait pour servir à leur bien- être n'approuveront pas sans doute ce remède, mais ce n'est pas eux qu'il faut consulter ; il s'agit de dédommager tout un peuple de l'injustice de ses oppresseurs. »

LES CHAÎNES DE L'ESCLAVAGE - 1774

1774. L'homme relit son texte. Depuis quinze ans qu'il sillonne le monde, son opinion est faite. Il n'y a que le sang pour faire éclater la lumière.

Quinze ans depuis son départ. Le jeune homme, alors âgé de 16 ans, « poussé par la volonté de devenir maître absolu de sa conduite », quitte Neuchâtel sa ville natale. Sa jeunesse auprès d'un père réformiste, lui a appris l'art de la pensée, la rigueur de l'intellect et la maîtrise des langues, savoirs qu'il met au service des enfants d'un armateur à Bordeaux. Il y est précepteur. Par la suite, dans des conditions qui ne sont pas parvenues jusqu'à nous, il devient étudiant en médecine, puis la vie le mène à La Haye, à Utrecht, Amsterdam et Dublin, mais c'est finalement en Angleterre qu'il pose ses valises. A Londres et Newcastle, où il exerce plus ou moins légalement la médecine ... humaine et vétérinaire. Un gagne-pain honnête et encore sans éclat, qui lui assure néanmoins un revenu convenable. Suffisamment, en tout cas, pour lui laisser le loisir de se consacrer pleinement à ce qui l'intéresse. Ces années de voyage lui ont donné de grandes idées sur l'Homme qu'il brûle de faire partager au monde. En ce siècle des Lumières, il se voit savant universel, héritier de la pensée de Rousseau. Il ne doute de rien. Surtout pas de lui.

> « En ce siècle des Lumières, Marat se voit comme un savant universel. Il ne doute de rien. Surtout pas de lui. »

En 1772, il ne s'est pas encore passionné pour les problèmes liés à la vue. Pour son premier ouvrage sur le sujet, il faudra attendre encore un peu. Avant les maladies des yeux et les maladies vénériennes, il publie son premier traité : « An Essay on the Human Soul ». L'année suivante, en parait un deuxième, en deux volumes « A Philosophical Essay on Man ». Ouvrage métaphysique, mélange de philosophie, de physiologie et de science. L'homme se montre d'un esprit rigoureux. Il appuie son raisonnement sur des observations pour répondre à sa problématique : situer le siège de l'âme humaine et comprendre un peu mieux les influences réciproques de l'âme et du corps. Dissections, vivisections animales inspirées des pratiques des grands médecins antiques... Il conclut : c'est dans les méninges que l'âme se situe ! Cette hypothèse lui vaudra d'ailleurs des critiques nourries. Il attribue par ailleurs à l'être humain sept sens. En plus des cinq habituels : la faim et la soif. Figurent aussi dans l'ouvrage quelques notions d'ophtalmologie. Pour lui, qui connaît l'anatomie, l'organe de la vue ne peut être que la choroïde, puisque « la rétine est insensible et que la lumière la traverse librement sans l'ébranler ». Ce n'est plus le cristallin, pas non plus la rétine.

Par ailleurs, cet homme de savoir qui a nettement perçu que l'argumentation est indissociable de l'expérimentation, défendra plus tard dans une lettre à William Dally, l'un de ses amis anglais, qu'il serait souhaitable que les condamnés à mort puissent s'offrir, avant l'exécution, aux interventions chirurgicales balbutiantes. En cas de succès, la grâce serait accordée. C'est un humaniste !

Son troisième ouvrage, est publié l'année suivante. « Les Chaînes de l'esclavage », pilier de son œuvre. Un essai d'analyse politique, qui pose les convictions de sa vie, et préfigure l'avenir. Il s'attache à comprendre et dévoiler les mécanismes du pouvoir, développant l'idée que l'ignorance du peuple soutient le despotisme. Il n'y a que le sang pour faire éclater la lumière !

En cette année 1775, les choses vont bien pour cet autodidacte. La critique a dans l'ensemble reçu favorablement ses ouvrages. Son énergie dépensée à les faire connaître commence à porter ses fruits. Le médecin dispose de nouveaux appuis. Des portes s'ouvrent. Celles des loges franc-maçonnes de Londres et Amsterdam.

Mais ce 20 Juin 1775, c'est loin des grands essais, de la philosophie et de la politique, que le self made man poursuit son ascension. Remise des diplômes à l'Université de St Andrews en Ecosse. Avant Jenner - découvreur de la variolisation[89], et des princes anglais, le Français reçoit le diplôme de la très prestigieuse université. Une page se tourne. Terminée la fripouille, terminée la magouille. Demain, la reconnaissance. Demain, enfin un vrai statut.

Diplôme en poche, c'est avec une ardeur redoublée qu'il s'applique à l'étude des malades. Médecin attentionné, il est un scientifique passionné. N'est-ce pas d'abord par la crédibilité scientifique que se fait le nom ? Alors il pose sa plume de révolutionnaire pour celle de la presse spécialisée. L'exalté savant observe, dissèque… et publie. En 1775, un premier traité sur les maladies vénériennes et le traitement de la blennorrhée. Voici comment, sans trop s'embarrasser d'un excès d'humilité face aux mystères du corps, l'auteur défend sa méthode.

« Quelques mois après, deux de ses amis, abandonnés comme incurables par Daran, s'adressèrent à moi, réclamant mes soins, et tous deux furent guéris en onze semaines de temps. Mais ce n'est pas le moment d'énumérer les cures faites par ma méthode. C'est pourquoi je m'efforcerai de faire ressortir les défauts de la méthode actuelle, tant dans la préparation que dans l'usage des bougies pour guérir la blennorrhée, et j'indiquerai le meilleur moyen de perfectionner ce traitement de façon qu'il n'échoue jamais. La méthode actuelle de traiter la blennorrhée est souvent inefficace, parce qu'elle est défectueuse. (...) Absurde est cette méthode, dis-je »
Essai sur la blennorrhée – 1775

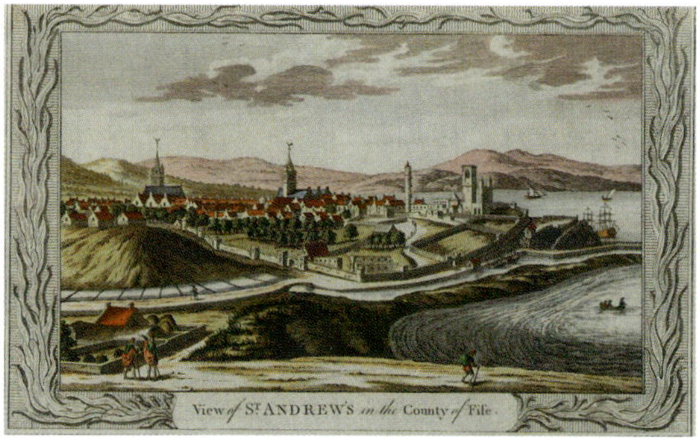

Université de St-Andrews en Ecosse, autour de 1790

L'année suivante, nouvelle publication. Le sujet : une maladie des yeux, qui selon lui, serait consécutive à la prise de mercure employé à cette époque dans le traitement de certaines affections. On l'utilisait ainsi sous forme de « sublimé corrosif dissous dans de l'esprit de vin » pour traiter les blennorrhées. Sa prescription était si large dans le traitement de la syphilis que ses effets secondaires finirent par être confondus avec ceux de la maladie. Le mercure était aussi administré sous forme de « biscuits mercuriels » comme dans le cas de cette fillette de onze ans de constitution délicate, dont il rapporte qu'elle était « dérangée par les vers ». Ainsi se déclara la maladie : « *On lui prescrivit des biscuits mercuriels, et quoiqu'elle eut été purgée, de temps à autre, pendant le cours de la médication, une salivation survint, bientôt après la tête enfla, et la vue fut altérée, de telle sorte que la malade pouvait à peine distinguer un objet quelconque.* »

La description de ce cas, figure au côté de ceux de deux autres patients. Des « Case-report », dirions nous maintenant, souffrant également de cette pathologie réunissant comme symptômes un défaut d'accommodation, une baisse d'acuité visuelle (plutôt de près), des tensions internes au niveau des yeux et des douleurs. L'auteur la nomme « presbytie accidentelle ». Il propose au passage dans son argumentaire une explication physiopathologique au mécanisme de l'accommodation, variation supposée de la taille de l'œil par une action externe des muscles oculomoteurs. Imprécision manifeste négligeant les travaux de Kepler et Descartes qui un siècle plus tôt, avaient établi le rôle du cristallin dans ce phénomène et celui de la rétine, plutôt que de la choroïde comme organe de la vision.

Bien malin en vérité, celui qui aujourd'hui serait capable d'affirmer le diagnostic des trois malades à la seule lecture des observations relevées par l'auteur. En effet, en cette époque, le souci de description poétique et du détail semble d'autant plus fourni que les éléments objectifs de l'examen physique sont frustres. Point d'observation standardisée, d'acuité visuelle normée, de sémiologie objective. Le tonus est défini comme « une pression ou une dureté ressentie de l'intérieur », et l'acuité comme une difficulté plus ou moins grande de voir les objets « il lui restait la possibilité de distinguer confusément les objets à une certaine distance », puis en s'améliorant « l'image des objets n'était plus défigurée ».

> « L'acuité est définie comme une difficulté plus ou moins grande à voir les objets. »

Passée la description clinique des sujets, l'auteur expose ensuite son traitement. C'est certainement dans cet exercice que le savoir d'une époque se fait le plus imaginatif, puisqu'en lieu et place des cautérisations, salivations, purgatifs et vomitifs habituellement prescrits, voici les soins que prodigue l'ophtalmologiste : « *Diète rigoureuse excluant chocolat, café, vin, liqueurs spiritueuses, mets épicés, froid, exercices de corps forcés et passions violentes* », *auquel il conviendra de rajouter* « *de petites saignées hebdomadaires au pied* ». L'un des trois patients, au tempérament jugé « sanguin », fut saigné deux fois le premier jour. Et par la suite encore pour tous, « différentes décoctions, émollients », puis « le jaillissement de quelques étincelles »... Oui, une décharge électrique au coin de l'œil ! Car l'ophtalmologiste plaçait de vifs espoirs dans cette technique enthousiasmante, que l'on appelait alors « électricité médicale ».

Pourtant, l'homme a du génie ! Il est de son temps, certes, mais son travail dénote bel et bien de qualités d'observation véritables. Un esprit précurseur, et même, en un sens, clairvoyant. Qui, au XVIIIe siècle, se souciait de la iatrogénie des traitements ? L'objet de l'étude, à lui seul, est audacieux. Tellement, que son approche novatrice déclenche la réprobation de ses collègues ! L'innocuité des traitements pour la profession va de soi, c'est ainsi. L'auteur se défend : «Si l'on ne peut pas toujours être l'heureux instrument de soulagement de la misère et du malheur, il faut au moins tout faire pour les empêcher de devenir plus graves». Primum non nocere. N'est ce pas cela, Hippocrate ?

Il est également à saluer chez cet homme, sinon la connaissance de l'ophtalmologie telle que nous l'envisageons aujourd'hui, la défense de la discipline un siècle et demi avant qu'elle n'émerge comme spécialité à part entière. Un corporatiste avant l'heure d'une certaine manière, qui ainsi introduit son essai :
« Cela n'est point surprenant, considérant combien peu d'oculistes – si même il en est – sont familiers avec la science de l'optique, science cependant absolument nécessaire pour la recherche des causes et des défauts de la vue. En effet, depuis que le traitement des maladies des yeux, est devenu une branche spéciale de l'art médical, il est entièrement abandonné aux opérateurs qui, en général, non-seulement ne connaissent pas les fonctions des divers éléments qui constituent l'organe de la vue, mais encore ignorent sa structure ».

Et sur le fond, peut-être que ce Cassandre à qui la postérité a donné l'image d'un visionnaire en politique, avait-il aussi ce talent en ophtalmologie ? Glaucome ? Uvéite ? Presbytie ? Peut- être un peu tout ça... et peut-être même une toxicité véritable du mercure. Une étude publiée en 2015 dans la revue scientifique JAMA retrouve deux siècles plus tard, de manière formelle, bel et bien un lien entre concentrations sanguines en mercure et glaucome[90]...

La suite, pour notre homme, c'est un retour à Paris, appelé pour soigner une marquise souffrant de phtisie[91] depuis sa grossesse. Expectorations et purulences, un traitement comme le médecin sait les préparer, et pour certains médisants, une aventure avec la patiente. La magie opère, la malade guérit ! Sans doute la faveur d'une rémission comme il en existe dans cette affection, au même titre que l'antibiotique guérit le rhume convalescent ou la conjonctivite traînante. Mais qu'importe ! La nouvelle se répand : un article dans la gazette de santé, les recommandations de la famille de Laubespines, et pour le médecin propulsé, le succès. Viennent alors la charge auprès du comte d'Artois, l'élégant appartement faubourg Saint Germain, la correspondance avec les grands. Benjamin Franklin en personne, vient assister à ses expériences sur l'électricité et la lumière.

Aussi vite qu'est venue la notoriété, les premières ombres surviennent. Avec la réussite, la jalousie, les ennemis. Et pas des moindres : Voltaire notamment, qui n'aime ni Rousseau, ni Montesquieu dont notre ophtalmologiste se revendique. Ses travaux font du bruit, mais il ne parvient pas à séduire l'élite intellectuelle. Trop d'opposants. L'académie des sciences de Paris et Condorcet, son secrétaire général, n'autorisent bientôt plus ses travaux, qu'il poursuit malgré tout en secret.

Son activité de consultation s'effrite. Il affirme en 1783 que « *la poursuite d'objectifs scientifiques lui apporterait plus de satisfaction que la pratique de la médecine* », vérité sans doute à mi-chemin entre la sincérité et l'amertume d'un monde qui ne le reconnaît plus. Il tente de rebondir ailleurs et postule pour un poste scientifique d'importance en Espagne. Là encore, les académiciens font barrage et son dernier ouvrage médical, sur un thème de cœur, « mémoire sur l'électricité médicale » n'y fait rien. En 1784, son service chez le comte d'Artois prend fin, et ses demandes de reconnaissance de son titre de noblesse demeurent sans suite. L'homme attend son heure.

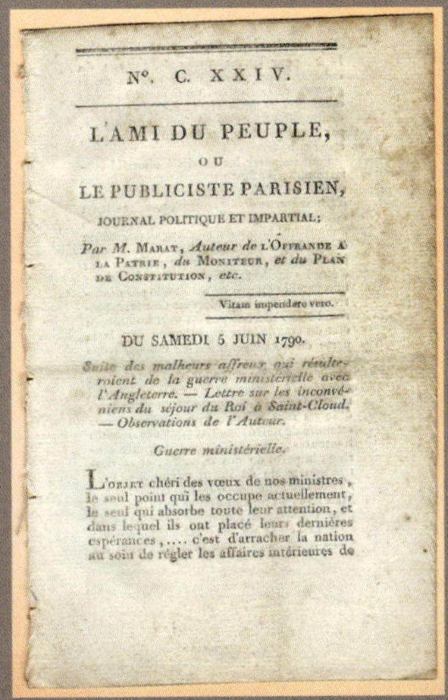

N°. C. XXIV.

L'AMI DU PEUPLE,

OU

LE PUBLICISTE PARISIEN,

JOURNAL POLITIQUE ET IMPARTIAL;

Par M. MARAT, *Auteur de* L'OFFRANDE À LA PATRIE, *du* MONITEUR, *et du* PLAN DE CONSTITUTION, *etc.*

Vitam impendere vero.

DU SAMEDI 5 JUIN 1790.

Suite des malheurs affreux qui résulteroient de la guerre ministérielle avec l'Angleterre. — Lettre sur les inconvéniens du séjour du Roi à Saint-Cloud. — Observations de l'Auteur.

Guerre ministérielle.

L'OBJET chéri des vœux de nos ministres, le seul point qui les occupe actuellement, le seul qui absorbe toute leur attention, et dans lequel ils ont placé leurs dernières espérances, ... c'est d'arracher la nation au soin de régler les affaires intérieures de

L'ami du peuple

Vingt ans plus tôt, le premier essai médical de Marat qui traitait des blennorrhées, débutait de la plus obséquieuse manière :
« *Vouloir le bien de la société n'est-il pas le devoir de tous ses membres ? D'ailleurs, quel plaisir extrême, n'est-ce pas, pour un cœur compatissant, de diminuer autant que possible le nombre de ces malheureuses victimes, qui, sans espoir de secours, éprouvent les maux si nombreux auxquels la nature humaine est sujette. Aussi, non content de soulager les malades qui ont recours à moi, je voudrais, grâce à votre appui, en soulager encore bien davantage.*
Heureux si, à ce point de vue, le fruit de mes efforts n'est pas perdu. Messieurs, Votre très humble et très obéissant serviteur,
J.P. Marat. »

Qui eu cru que le philanthrope médecin, deviendrait le révolutionnaire illustre, journaliste intransigeant, redouté député montagnard que l'on connaît tous ?

« *Cinq à six cents têtes abattues vous auraient assuré repos, liberté et bonheur ; une fausse humanité a retenu vos bras et suspendu vos coups : elle va coûter la vie à des millions de vos frères : que vos ennemis triomphent un instant et le sang coulera à grands flots ; ils vous égorgeront sans pitié ; ils éventreront vos femmes et pour éteindre à jamais parmi vous l'amour de la liberté leurs mains sanguinaires chercheront le cœur dans les entrailles de vos enfants.* »
Marat,
L'ami du peuple

Est-ce la disgrâce et sa haine des élites qui soufflèrent sur les braises de ce partisan des violences populaires ? Ou bien sa dermatose, qui lui imposait ces longues heures de bains apaisants depuis lesquels, loin de la convention à son domicile, rue de l'école de médecine, il rédigeait les brûlots des colonnes de son journal ? On le dit aujourd'hui paranoïaque.

Une intransigeance qui n'est pas étrangère à sa mort, dans sa baignoire où Charlotte Corday trouva son cœur le 13 Juillet 1793. Un instant immortalisé par l'hommage de son ami Jacques-Louis David, une plume et un écrit à la main, comme attributs de son nouveau métier.

« N'ayant pu me corrompre, ils m'ont assassiné. »

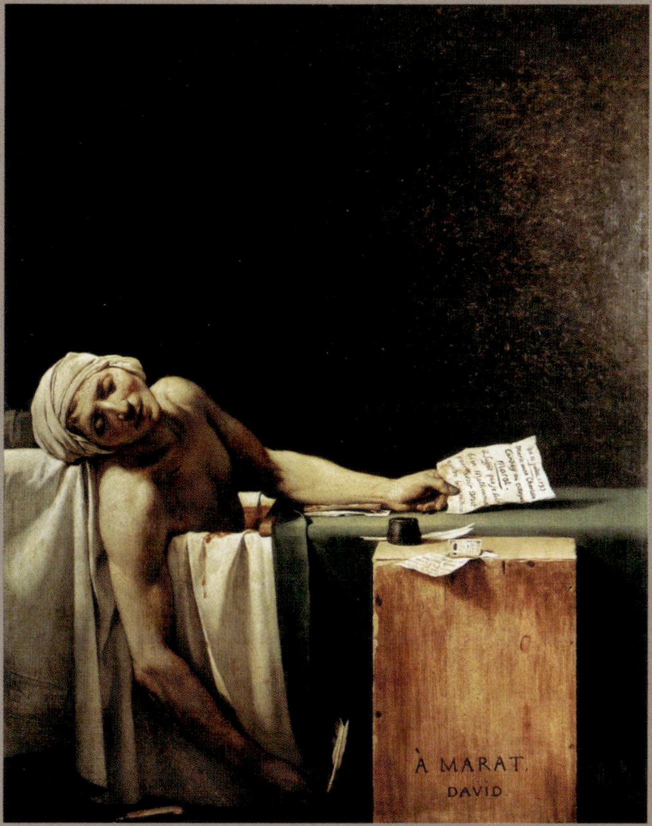

La mort de Marat, Jacques-Louis David

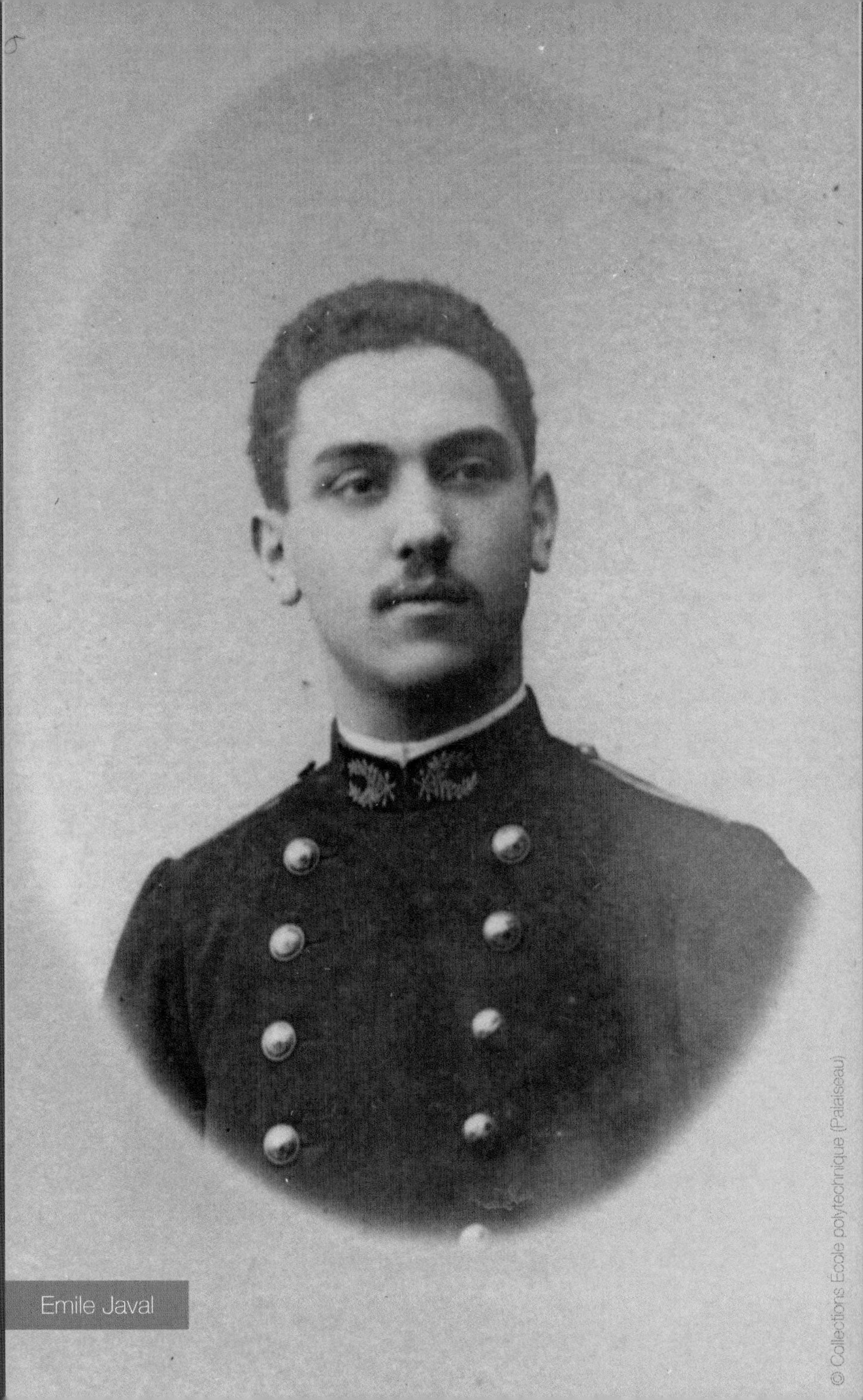

Emile Javal

CHAPITRE 10 :
ENTRE AVEUGLES

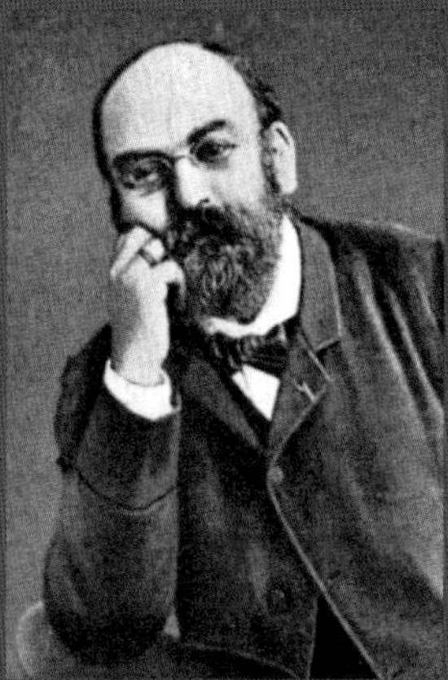

EMILE JAVAL (1839 - 1907)

C'est un ami de jeunesse de Sully Prudhomme, premier prix Nobel de littérature, avec qui il partage l'année de naissance et celle de mort. C'est un camarade de classe de Sadi Carnot, président de la troisième République mort assassiné. C'est un politique, un linguiste et un écrivain, intime de Zola. Mais surtout, c'est un grand Docteur venu à la médecine de la plus belle des manières, dans l'espoir de guérir sa soeur du strabisme dont elle souffrait. Cet inventeur met au point l'instrument de mesure de l'astigmatisme qui porte son nom, et pose les bases de la discipline, passion de toute une vie, qui permet de soigner le strabisme.
A la fin de son existence, cet homme qui s'est consacré aux yeux des autres se retrouve confronté au déclin de sa propre vue. Touché par la cécité à cause d'un glaucome, il trouvera une parade bien à lui pour surmonter cette tragique épreuve.

« Je sollicite l'indulgence des personnes compétentes, car je ne suis qu'un parvenu de la cécité. »

JAVAL, ENTRE AVEUGLES

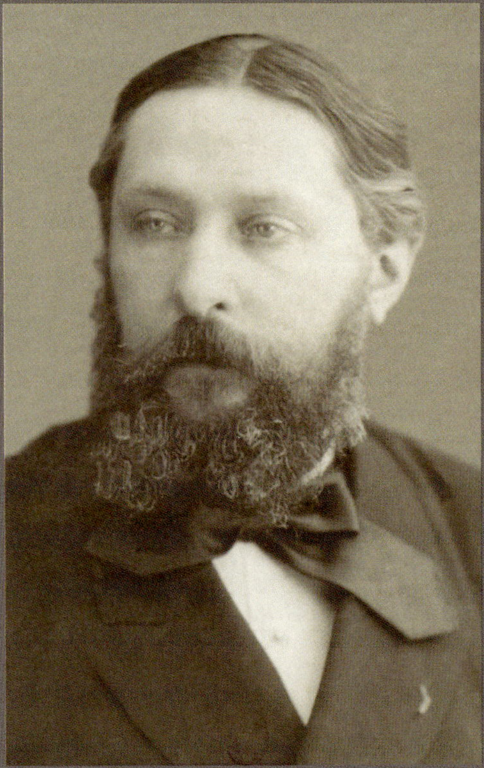

René François Sully Prudhomme
(1839 – 1907)
Poète, premier lauréat du prix nobel de littérature en 1901 et grand ami d'Emile Javal

« Bleus ou noirs, tous aimés, tous beaux,
Des yeux sans nombre ont vu l'aurore ;
Ils dorment au fond des tombeaux
Et le soleil se lève encore.

Les nuits plus douces que les jours
Ont enchanté des yeux sans nombre ;
Les étoiles brillent toujours
Et les yeux se sont remplis d'ombre.

Oh ! qu'ils aient perdu le regard,
Non, non, cela n'est pas possible !
Ils se sont tournés quelque part
Vers ce qu'on nomme l'invisible ;

Et comme les astres penchants,
Nous quittent, mais au ciel demeurent,
Les prunelles ont leurs couchants,
Mais il n'est pas vrai qu'elles meurent :

Bleus ou noirs, tous aimés, tous beaux,
Ouverts à quelque immense aurore,
De l'autre côté des tombeaux
Les yeux qu'on ferme voient encore. »

LES YEUX, [92]
RENÉ-FRANÇOIS SULLY PRUDHOMME [93]

Au cours de l'histoire, les yeux n'ont pas manqué d'inspirer bien des poètes. Cependant, lorsque le lyrisme s'attaque à la prunelle, c'est bien souvent, presque toujours, pour l'évoquer comme attribut de féminité. Elle a des yeux d'acier (Anatole France), les yeux de Berthe (Baudelaire) ou les deux bijoux froids de sa maîtresse (Baudelaire encore), les yeux d'Elsa (Aragon)... Les références aux yeux des muses de nos hommes de lettres ne manquent pas. Dans cette liste, les vers de Sully Prudhomme font figure d'exception. A l'évidence pour lui, l'organe ne se réduit pas au séduisant regard d'une femme, mais relève bien d'un lyrisme propre. C'est en 1865 que l'ami de lycée d'Emile Javal publie son recueil, un an tout juste après qu'Emile ait finalement embrassé des études de médecine dans l'espoir d'aider sa sœur atteinte d'un important strabisme. Simple coïncidence ou quatrains inspirés d'une amitié ? On ne le saura jamais.

« Le XIXe siècle est celui de tous les progrès. L'ophtalmologie n'y fait pas défaut. »

Le XIXe siècle est celui de tous les progrès. L'ophtalmologie n'y fait pas défaut. L'oculistique est née. Le renouveau a pour noms Forlenze[94], Desmarres[95], Bates[96], Parinaud[97]... De grandes figures de la discipline. Pourtant, chez les Javal, riche famille, l'on est polytechnicien de père en fils. C'est donc fort logiquement une carrière d'ingénieur que choisit d'abord le jeune Emile.

Diplômé des Mines de Paris à 23 ans, il effectue sa première année aux Charbonnages de l'Hérault. Une année sans âme, car ce qui le passionne, c'est cette pathologie de famille dont souffrent son père, et sa jeune sœur, Sophie. Durant cet exil, Emile se procure les observations médicales de sa sœur, qu'il décortique avec précision. La première consultation remonte à ses deux ans, quand le strabisme convergent est pour la première fois constaté. Une ésotropie confirmée par l'observation du Dr Sichel, l'ophtalmologiste parisien le plus renommé de son temps, le 12 novembre 1855, qui prescrit à cette occasion :

« *De ne pas donner de trop petits jouets à l'enfant et l'empêcher d'approcher des yeux les objets qu'elle tient à la main. D'exercer beaucoup les yeux de loin. Tantôt les deux yeux ensemble, tantôt chaque œil isolément, plus souvent l'œil droit que de l'œil gauche, en bandant l'un des yeux avec une coquille non percée.*
Un régime nourrissant, mais doux.
De grands bains tièdes et fréquents ; des lotions d'eau froide.

Bassiner souvent les yeux avec de l'eau fraîche. »

Un an plus tard, le strabisme est devenu alternant. Ce même Dr Sichel, consulté à nouveau, instruit cette fois de « *bander désormais aussi souvent un oeil que l'autre ; et de ne laisser l'oeil fermé que pendant deux minutes à la fois.* »

Traitement insuffisant. Trois ans plus tard, l'opération est recommandée. La famille Javal, influencée par le mauvais résultat obtenu chez

« Sans surprise, l'élève modèle devient brillant médecin. »

le père, qui après l'opération de sa jeunesse a vu sa convergence diverger, la refuse ainsi que le montrent les premiers écrits de Javal, sceptique quant à la chirurgie du strabisme : « *Au début de mes études, l'antisepsie et la cocaïne n'existant pas à cette époque, je tendais à réduire l'intervention chirurgicale au minimum indispensable* ».

L'opération ne se fait donc pas. La rééducation par prismes proposée à Sophie échoue. Cet échec poussera Javal à se pencher sur le cas de sa soeur et son scepticisme sur la chirurgie le poussera à développer ce qui fera sa renommée : mettre au point une prise en charge médicale du strabisme. Corrélant un examen attentif de sa soeur aux différents traitements entrepris chez elle et aux observations qu'il détient, Javal tire de nombreuses conclusions. Il comprend notamment le phénomène de neutralisation. Il propose une méthode de rééducation à sa soeur par l'usage du stéréoscope qui l'améliore grandement. Il publie en 1864 ses conclusions dans les « Annales d'oculistique » et « la Presse scientifique des deux mondes ». Moins d'un an après ses débuts professionnels, Javal abandonne le charbonnage pour se lancer, enfin, dans des études de médecine.

Sans surprise, l'élève modèle devient brillant médecin. Il choisit « l'oculistique » et sa thèse passée en 1868, « du strabisme, dans ses applications à la théorie de la vision », reflète cet engagement presque monastique, du savant pour cette pathologie familiale à qui il se consacre entièrement. Voici comment, après sa mort, un de ses amis des Mines décrira ses jeunes années[99] : « *Entré à l'École en 1859, Javal était mon camarade de deux années du lycée Bonaparte, actuellement Condorcet. Des circonstances de famille décidèrent de sa carrière. Son père ayant fait faire sur lui-même, d'abord, l'opération du strabisme avant de l'appliquer à un autre membre de sa famille, l'attention d'Emile Javal fut attirée d'une manière particulière sur ce problème médical et, au moment de quitter l'École, ses cours terminés et son diplôme obtenu, il commença bravement ses études médicales. Il se distingua par la rapidité avec laquelle sa forte préparation scientifique initiale l'amena au doctorat. Il prit la spécialité de l'oculistique (…)* » .

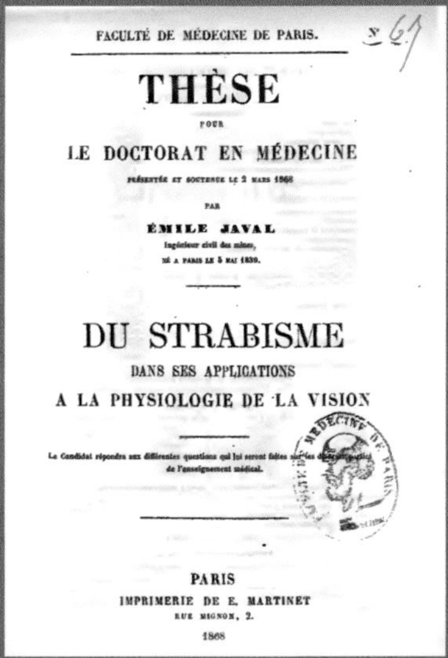

FACULTÉ DE MÉDECINE DE PARIS. N° 67

THÈSE

POUR

LE DOCTORAT EN MÉDECINE

PRÉSENTÉE ET SOUTENUE LE 2 MARS 1868

PAR

ÉMILE JAVAL

Ingénieur civil des mines,

NÉ A PARIS LE 5 MAI 1839.

DU STRABISME

DANS SES APPLICATIONS

A LA PHYSIOLOGIE DE LA VISION

Le Candidat répondra aux différentes questions qui lui seront faites sur [illegible]

de l'enseignement médical.

PARIS

IMPRIMERIE DE E. MARTINET

RUE MIGNON, 2.

1868

Thèse de Doctorat d'Emile Javal

« Du strabisme, dans ses applications à la théorie de la vision »

Paris, 1868.

La progression de Javal est fulgurante. Lors de la guerre de 70, il est chirurgien major de l'armée de Paris. Mais c'est dans la recherche qu'il s'illustre. Inventant tout d'abord cet instrument par lequel son nom est passé à la postérité. En 1807, Georges Airy[100] avait mis au point les verres « cylindriques » permettant de corriger l'astigmatisme, seul trouble visuel demeurant encore non corrigé. Malheureusement l'appareil de mesure de cette amétropie mis au point par Helmholtz dans les années 1850 ne permet pas une utilisation en pratique courante. Trop long. Trop fastidieux. Javal y apporte ses améliorations. Il propose en 1880 une version simplifiée de l'ophtalmomètre[101/102]. Le « Javal » devient l'outil incontournable de tout cabinet d'ophtalmologie, grâce auquel le verre corrigeant l'astigmatisme trouve son essor. Cet instrument n'est supplanté que très récemment par l'avènement de l'électronique.

Astucieux, Emile Javal se réserve la partie plus expérimentale de ses découvertes et laisse aux confrères la mise au point des descriptions pratiques des prises de mesure. Il adopte en outre la notation moderne des verres avec une puissance exprimée en dioptries et non en pouces. Les axes des cylindres sont repérés selon les notations d'aujourd'hui.

Pourtant, sa grande histoire, est bien cette affaire de famille qui le lie au strabisme. Un vieux contentieux, qu'il espérait régler par les soins prodigués à sa soeur. Pourtant, en introduction de son « Manuel du Strabisme » édité en 1895, il reconnaît implicitement sa défaite.

« Le Javal deviendra l'outil incontournable de tout cabinet d'ophtalmologie. »

« Je dois avouer que, malgré une ténotomie pratiquée en 1869 sur son oeil gauche par Von Graefe et qui la mit plutôt en état de divergence, Sophie continue actuellement à loucher en dedans. On conçoit, en effet, que ses parents n'aient pas fait confiance au jeune inventeur d'un procédé nouveau, surtout en présence des tâtonnements qui allongèrent démesurément le traitement, lequel fut définitivement abandonné peu après l'opération inutile de Von Graefe en 1869 ».

Si les aptitudes de Javal, on le voit, ont été insuffisantes pour restaurer le parallélisme parfait des yeux de sa soeur, elles le conduiront tout de même au sommet d'une discipline, dont on lui attribue la paternité, l'orthoptie. Son expérience résumée dans le « manuel du strabisme », exprime déjà toutes les notions de strabologie moderne. Y figurent ainsi comme idées nouvelles, le traitement du strabisme par correction optique, la rééducation de l'amblyopie par occlusion, ou la correction du strabisme par rééducation orthoptique à l'aide d'exercices. Un livre un peu familial émaillé de descriptions de nièces, neveux et de sa soeur qu'il termine par cette merveille de conclusion. Une conclusion d'un autre temps, à la Corto Maltese, dur au coeur tendre jouant le mauvais garçon.

« Après une vie consacrée à la vue des autres, un glaucome cause la cécité d'Emile Javal. »

« Faut-il rétablir la vision binoculaire toutes les fois que cela est possible ?
Je n'hésite pas à répondre : non ! La première fois que j'exposais à Von Graefe mes procédés de traitement, ce confrère aussi célèbre par sa bienveillance que par ses mérites professionnels me stupéfia en me disant que les gens ne sont pas dignes de tant de peines. L'expérience de la vie m'a appris que Von Graefe avait raison.
Dans les cas difficiles, n'imitez pas ce que j'ai cru devoir faire, tantôt par amitié, tantôt pour donner la démonstration de la curabilité de certains cas exceptionnels. Bien qu'il n'existe guère de strabiques incurables, ne vous engagez dans le traitement par les exercices qu'après vous être assuré d'avoir affaire à des personnes qui méritent toute la peine que vous vous donnerez. »

Curieuses façons, que celles du héros d'Hugo Pratt et de Javal, prêchant un prétendu désenchantement et feignant un égoïsme assumé, quand tous leurs comportements portent la preuve du contraire. Javal, c'est le médecin. L'élu de Sens, qui dans les traces de son père fait voter des mesures sociales. Ce grand lettré passionné de typographie et de graphologie, ami de Zola qui tient une rubrique dans le grand quotidien « Le Temps ». Un homme qui sonne l'espérance et la foi en l'Humanité.

Cette grande âme ne sera pas épargnée par le sort. Vers 1900, après une vie consacrée à la vue des autres, c'est au déclin de ses propres yeux que Javal est confronté. Un glaucome cause sa cécité. Si la jeunesse de Javal avait peut-être inspiré Sully Prudhomme, ses dernières années évoquent davantage les strophes de Charles Baudelaire.

« Contemple-les, mon âme ; ils sont vraiment affreux !
Pareils aux mannequins, vaguement ridicules ;
Terribles, singuliers comme les somnambules,
Dardant on ne sait où leurs globes ténébreux.

Leurs yeux, d'où la divine étincelle est partie,
Comme s'ils regardaient au loin, restent levés
Au ciel ; on ne les voit jamais vers les pavés
Pencher rêveusement leur tête appesantie.

Ils traversent ainsi le noir illimité,
Ce frère du silence éternel. Ô cité !
Pendant qu'autour de nous tu chantes, ris et beugles,

Eprise du plaisir jusqu'à l'atrocité,
Vois, je me traîne aussi ! mais, plus qu'eux hébété,
Je dis : Que cherchent-ils au Ciel, tous ces aveugles ?»[103]

CHARLES BAUDELAIRE (1821 - 1867),
AUTEUR DU POÈME « LES AVEUGLES »

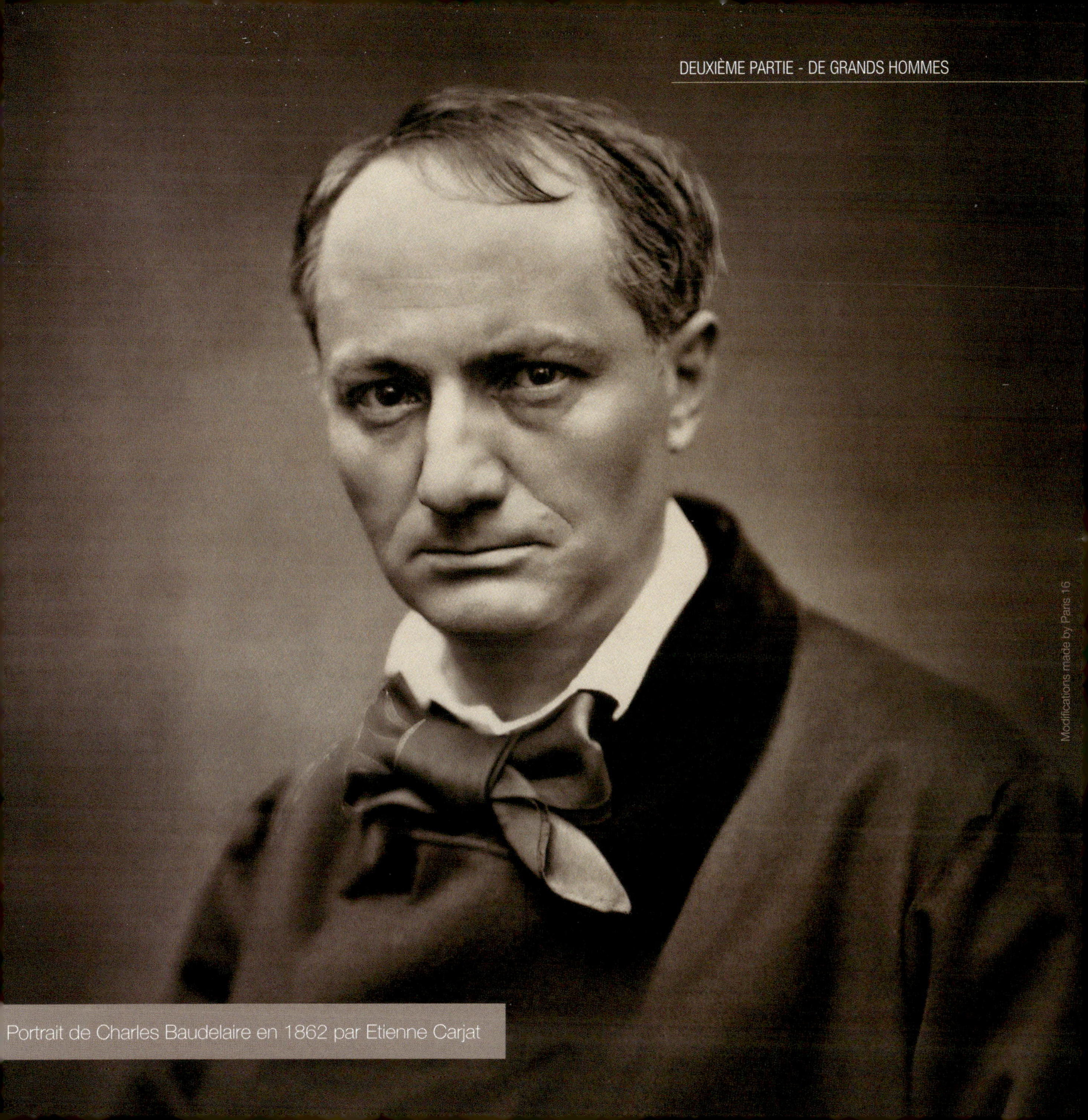

Portrait de Charles Baudelaire en 1862 par Etienne Carjat

Comme Javal le constate lui-même, le monde est dur pour les non-voyants :
« *Ayant perdu la vue brusquement à un âge relativement avancé - je venais d'entrer dans ma soixante-deuxième année, un de mes premiers soins fut de m'enquérir de ce qu'il fallait faire pour vivre le moins mal possible avec mon infirmité. Ma surprise fut grande de ne trouver nulle part un ensemble de renseignements à cet égard* ».

Les premiers conseils viennent d'un autre ophtalmologiste illustre. Paul Chibret[104], fondateur de la Société française d'ophtalmologie en 1883 et père d'Henry Chibret[105], fondateur des laboratoires éponymes. Paul avait connu la cécité jeune adulte, touché par une irido-choroïdite[106] sévère, dont il s'était sorti. Chibret enseigne à Javal comment aménager son habitation en tendant une ficelle dans son jardin pour circuler comme un tramway sur son trolley. Un premier pas pour ne pas sombrer... Un premier pas vers une solution que Javal trouvera seul. Se consacrer avec passion à ce nouvel obstacle posé à lui. Aider, comme Chibret l'a fait pour lui, ses semblables à adoucir leur existence dans la non voyance. Le voilà son nouvel objectif.

Javal se refait donc inventeur. Il met au point une machine à écrire pour non-voyant retournant automatiquement à la ligne. Il crée un tandem doté de deux roues arrières piloté par un voyant, pour faire de l'exercice.

Il retrouve aussi l'écriture avec cet ouvrage philanthropique de recommandations à l'attention des aveugles, paru en 1903 : « Entre aveugles, conseils à l'usage de personnes qui viennent de perdre la vue ».

Fidèle à son habitude, le facétieux Javal demeure modeste et fait appel à l'humour dès son introduction : « *Je sollicite l'indulgence des personnes compétentes, car je ne suis qu'un parvenu de la cécité* ».

« Entre Aveugles » est un ouvrage à l'attention des non-voyants tout autant qu'à ses confrères :
« *C'est peut-être plus spécialement à mes confrères en oculistique qu'il appartient d'extraire de ce volume les conseils qu'ils trouveront utile de faire profiter leurs clients malheureux. J'ai rencontré plus d'un aveugle qui parlait en termes très amers des soins qu'il avait reçus dans la dernière période de sa maladie. Je supplie donc mes confrères de résister à la tendance — qu'on dit humaine et que je dis barbare — de leur laisser de l'espoir, en les amusant par des injections de strychnine, des séances d'électrisation ou des*

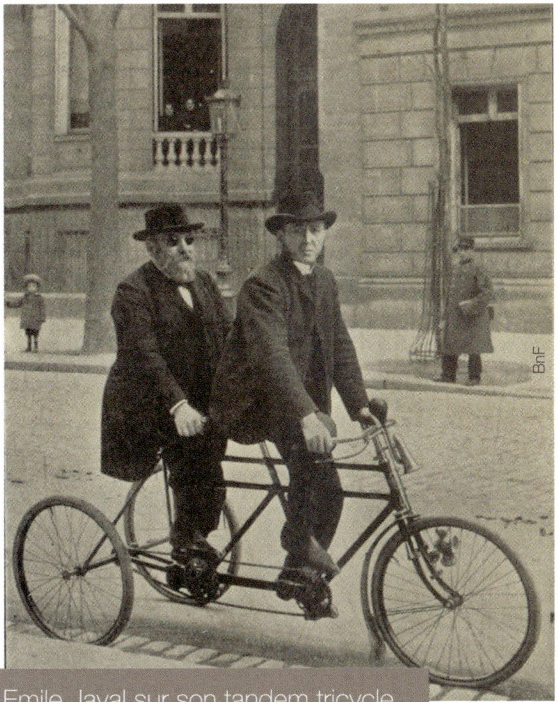

Emile Javal sur son tandem tricycle

traitements internes inutiles dont l'emploi, même s'il est fait gratuitement, n'est pas pour augmenter la considération de celui qui les applique. »

En 2017, les injections de strychnine ne sont plus d'usage. D'autres molécules incontestablement plus efficaces les ont remplacé. Malgré tout, si Javal pouvait nous voir aujourd'hui, peut-être formulerait-il encore quelques réserves concernant la dernière « période » de certaines maladies de la rétine et nous mettrait-il en garde. Demeurer humain pour ne pas céder au barbare, n'est pas toujours de se réfugier derrière des illusions que l'on prête au patient. Face à une maladie trop avancée, lorsque les médicaments n'ont plus cours, écoute, accompagnement et dignité, valent souvent mieux qu'une ordonnance de faux espoir.

« Doit-on conseiller le mariage aux aveugles ? »

La suite de l'ouvrage, ce sont les réponses de Javal à toutes ces questions qui se sont posées à lui. Comment se comporter en société quand on est aveugle ? Comment manger ? Comment marcher ? Se laver ? Jouer de la musique ? A des jeux ? Certains chapitres sont très sérieux, d'autres légers. Tous nourris de bon sens. Comme celui consacré au mariage des non-voyants dont il résume ainsi la problématique : « *Doit-on conseiller le mariage aux aveugles ?* ».

Pour ce qui est du mariage entre aveugles, Javal le réprouve tout à fait. « *Il n'est pas question, bien entendu, du mariage entre aveugles, que réprouve le bon sens le plus vulgaire.* »

Il tempère son jugement pour ce qui est du mariage impliquant voyant et non-voyant, son principal souci étant d'éviter les risques de transmission dans un contexte où les étiologies de la cécité sont encore méconnues.

« *Pour les aveugles qui ont perdu la vue par accident, la question d'hérédité ne se pose même pas ; or l'immense majorité des cas de cécité sont à considérer comme accidentels. La variole, l'ophtalmie des nouveau-nés, qui sont, aujourd'hui encore, les grandes pourvoyeuses d'aveugles, n'ont rien d'héréditaire. Mais si l'aveugle, désireux de se marier a perdu la vue par une affection du nerf optique, de la choroïde ou même de la rétine, un peu de circonspection s'impose. Par exemple, je m'opposerais au mariage d'une personne ayant perdu la vue par décollement de la rétine, avec une personne atteinte de myopie forte, et si, de plus, il existait un lien de parenté entre les futurs conjoints, mon opposition à leurs projets deviendrait intransigeante.* »

Une recommandation qui semble pertinente à une époque où le décollement de rétine ne dispose pas de traitement. Mais Javal, qui a décidément le sens de la formule et un humour bien à lui, conclura finalement cette problématique du mariage de manière plus grivoise que véritablement scientifique :

« *Quoi qu'il en soit, avant de se marier, un aveugle fera bien, sous peine de conséquences lamentables, d'y faire regarder à deux fois par des amis dévoués.* »

La dernière passion de Javal sera celle du mythe de la langue internationale. Il se lie d'amitié avec Zamenhof[108], encore un ophtalmologiste ! Polonais, un grand sensible. Utopiste animé par le rêve d'unir les hommes par une langue universelle. Il est le créateur de l'Esperanto, dont Javal devient un brillant locuteur et un fervent défenseur.

Javal meurt en 1907, la même année que son ami Sully Prudhomme. Il est inhumé au cimetière du Père Lachaise. De ses 5 enfants, Alice sera la première femme de l'histoire à voler en avion, Adolphe sera professeur en médecine. Tous deux seront fauchés à Auschwitz, ainsi que les trois enfants de son ami Zamenhof.

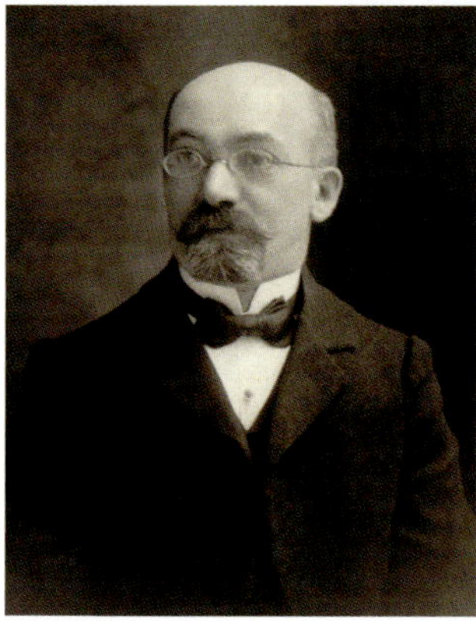

Ludwik Zamenhof
(1859 - 1917)
Ophtalmologiste Polonais,
fondateur de l'esperanto

CHAPITRE 11 :
EL FILIBUSTERO[109]

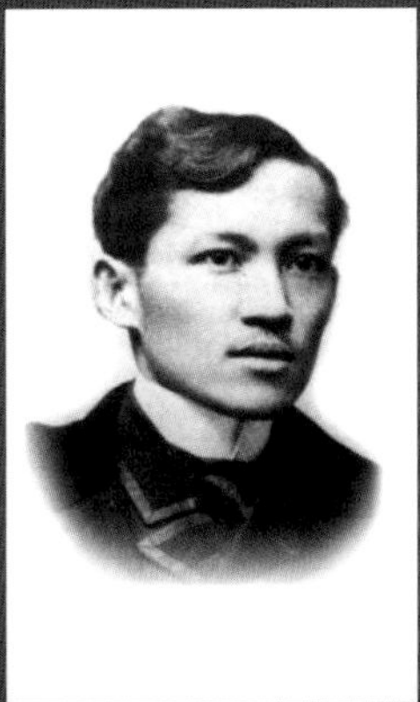

JOSÉ RIZAL (1861 - 1896)

Elève modèle, le philippin José Rizal étudie les langues, la philosophie, les lettres et la médecine. Un savoir qui trouvera sa place dans une existence dont les rouages semblent minutieusement réglés à l'avance. Les langues apportent à Rizal les voyages grâce auxquels il complète sa formation d'ophtalmologiste auprès de la meilleure médecine de son temps. La philosophie lui donne les arguments de sa révolte et les lettres un moyen d'expression. Le médecin renommé apportera la popularité au révolutionnaire qu'il deviendra. La boucle est bouclée. Voici comment le petit Tagalog[110] né en 1861 accède au rang de héros national et offre aux Philippines leur émancipation.

« Qu'importe la mort, si l'on meurt pour ce qu'on aime :
pour sa patrie et pour les êtres qui nous sont chers. »

JOSÉ RIZAL

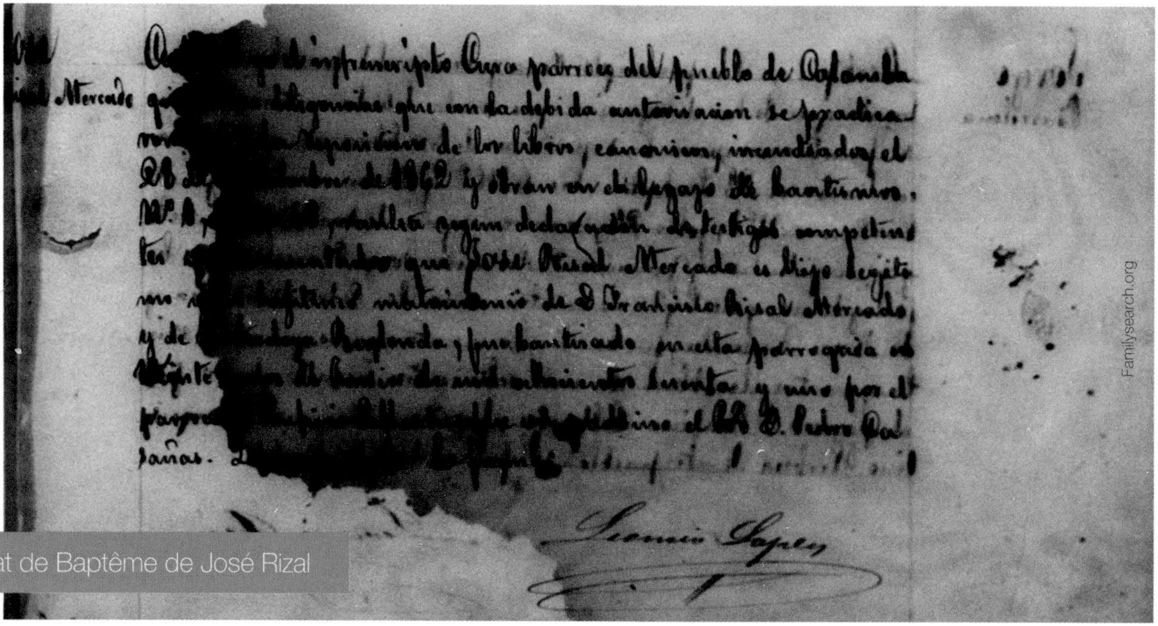

Certificat de Baptême de José Rizal

Il est des existences qui semblent toutes entières tournées vers l'accomplissement d'un destin supérieur. De ces vies, chaque instant est comme dressé vers l'objectif final et la réalisation de cette précieuse mission. Depuis sa naissance jusqu'à la mort, la courte destinée de José Rizal est de celles-ci. Pour ce surdoué flamboyant, 35 ans suffisaient.

« Jose Rizal maîtrise vingt-deux langues et dialectes. »

La jeunesse de Rizal, c'est celle d'un enfant heureux dans un milieu privilégié. Un jeune homme rayonnant et à l'aise, remarquablement bon élève. Septième d'une famille de onze enfants, il vient au monde parmi les Tagalog, l'ethnie majoritaire des Philippines. Ses parents possèdent l'une des plus importantes librairies privées du pays. José Rizal bénéficie d'un environnement intellectuel stimulant, recevant l'enseignement de sa mère et de précepteurs privés. Le jeune José manifeste d'étonnantes prédispositions, tout particulièrement pour les langues. Il est dit qu'à l'âge adulte, il maîtrisa vingt-deux langues et dialectes. Il travaille aussi le dessin ainsi que la sculpture. Seule ombre à cette jeunesse, la domination espagnole et son lot de brutalités qui marquent durablement l'esprit du jeune homme. Il est battu, un soir, pour n'avoir pas salué convenablement un officier espagnol dans la pénombre. Sa mère comme bien des femmes Tagalog, subira de nombreuses humiliations. Des traumatismes indélébiles qui forgent les convictions de cet idéaliste.

« Rizal opte pour l'ophtalmologie dans le dessein de traiter sa mère. »

Pour ses études, José Rizal quitte le foyer familial et se rend à Manille. Pendant trois ans, de 1879 à 1882, il y apprend l'agriculture, la médecine, la philosophie et les lettres. A la faculté, Rizal continue de se faire remarquer pour ses facilités. A vingt ans déjà, son magnétisme fascine. Pourtant, il perçoit des freins à son enseignement qu'il attribue à ses origines. Dans ce système colonial, être « natif » expose à la discrimination. Pour progresser vraiment, il ne voit qu'une solution. Aller puiser le savoir directement où il se trouve. Sa décision est prise. Il part pour l'Europe !

En toute logique, c'est à Madrid que Rizal effectue sa première année européenne, en 1884. Il y approfondit les lettres, la philosophie et la médecine, faisant alors le choix de l'ophtalmologie. C'est son histoire personnelle et une grande sensibilité qui le poussent vers cette discipline. Sa mère, qu'il est désireux de soigner, est affectée par une baisse de vision.

Pour sa deuxième année en Europe, Rizal se rend en France. Au coeur de la révolution industrielle, la France rayonne. C'est là qu'il faut être. Dans bien des domaines, elle est le centre du monde, Paris s'apprête à recevoir l'exposition universelle[111]. Dans cette course au progrès, l'industrie est la locomotive, mais les sciences de sont pas en reste. Dans le secteur de la microbiologie, cette époque est celle de l'infectiologie, de Pasteur et son équipe, d'Alexandre Yersin et des grandes découvertes. Dans le domaine du soin, c'est l'explosion des spécialités médicales, les grandes heures de la clinique. Qui ne connaît pas le brillant docteur Parinaud, élève de Charcot et ami de Babinski ? Il est le fleuron de l'ophtalmologie française.

En ce temps là, l'enseignement libre dépasse de loin celui de la faculté. Rizal se rend aux cours organisés rue du Cherche-Midi par Louis de Wecker[113]. Brillant chirurgien, c'est auprès de cette légende qu'en ophtalmologie, Parinaud a tout appris. De Wecker est l'ancien médecin particulier du comte Stroganoff, cousin du Tsar Nicolas Ier. Il est célèbre pour avoir énucléé Gambetta de son oeil blessé. C'est sans doute le plus grand chirurgien de son époque. Il opère cataractes, strabismes et défend la sclérotomie pour les chirurgies du glaucome[114]. En 1886, Rizal envoie une lettre à sa famille dans laquelle il décrit l'activité de son maître :
« *Entre 50 et 100 patients consultent chaque jour à la clinique de Wecker. Il y a des jours où l'on pratique jusqu'à 10 interventions majeures. Beaucoup de strabismes sont opérés ici.* »[115]

Les compétences de Rizal aux côtés de Wecker progressent rapidement. Il admire le maître, mais la vie parisienne est onéreuse alors qu'en Allemagne elle semble plus accessible. Il est aussi attiré par la possibilité d'apprendre une nouvelle langue et se rend pour six mois en Allemagne. Il y étudie aux côtés d'Otto Becker. Dans une lettre, il s'en explique :
« *Je vais bien : je sais maintenant comment réaliser toutes les opérations. Je dois juste approfondir. Pour cela je dois pratiquer encore et encore. En Allemagne, il faut être inscrit et payer 10$ par mois. Si comme on me l'a dit le coût de la vie, est raisonnable, je m'y inscrirai et dans six mois j'espère parler allemand.* »

Depuis l'Allemagne il envoie un nouveau courrier dans lequel il raconte progresser là-bas sur le côté pratique des choses. Il se confie sur son rêve d'ouvrir une clinique à son retour aux Philippines :
« *J'exerce à l'hôpital et j'examine les patients qui consultent au quotidien. Le professeur me corrige. J'aide dans les soins et bien que je n'y voie pas autant d'opérations qu'à Paris, ici j'apprends plutôt le côté pratique des choses. J'espère retourner à Paris durant l'été 1887 et assister à nouveau aux opérations de Wecker qui me semble un chirurgien bien supérieur à tous les autres que j'ai vus jusqu'à présent. De là-bas je retournerai aux Philippines où je pourrai ouvrir une clinique ophtalmologique décente.* »

Avant d'entreprendre son deuxième voyage vers Paris, Rizal prend son temps. Il découvre tranquillement l'Europe. Il se rend par exemple à Vienne, où il rencontre Ernst Fuchs[116]. Son charisme lui ouvre les portes de la bonne société. Il croisera également Rudolf Virchow[117]. Il fréquente les intellectuels, les beaux endroits. Mais il ne renonce pas à ses origines. Alors qu'il découvre et goûte au faste de l'Europe, il n'éprouve pas le désir de s'y établir. Ses pensées vont à son pays. Ses idées se mettent en place, il construit son raisonnement. Ce sont les Espagnols qu'il tient pour responsables des souffrances de son peuple. La couronne a ses raisons de ne pas souhaiter se séparer des Philippines. Mais c'est justement pour cela qu'elle tient son pays dans l'ignorance et la pauvreté. Exécutions sommaires, discriminations…

« Rizal rêve d'ouvrir une clinique aux Philippines. »

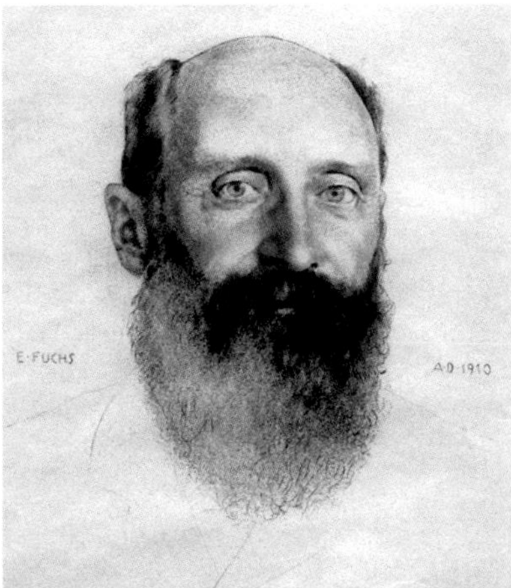

Portrait of Ernst Fuchs. Original etching by Emil Orlik, 1910. Reprinted with permission from the Institut für Geschichte der Medizin, Vienna, Austria, copyright 1910

Ernst Fuchs - Célèbre ophtalmologiste Autrichien

En Allemagne, Rizal s'exerce à l'écriture. Il rédige son premier ouvrage. « Noli Me Tangere », traduit en français par « Ne me touche pas ». C'est un livre qui dépeint les conditions sociales des Philippines sous le joug espagnol, conditions en vigueur depuis le passage de Magellan[118] au XVIe siècle. Voilà les termes dans lesquels Rizal évoque son ouvrage :

« Noli me tangere, c'est une citation empruntée au Gospel de St Luke, qui signifie : « ne me retiens pas ». Le livre traite de sujets dont personne en notre pays n'a parlé jusqu'à présent. Des choses si sensibles que l'on n'ose les évoquer. J'ai essayé de m'atteler à ce que personne n'avait abordé. J'ai répondu aux calomnies qui nous ont été faites, à notre peuple et notre pays, pendant trop longtemps. J'ai sous estimé l'hypocrisie cachée sous la cape de la religion qui nous appauvrit et brutalise. Je lève le voile afin de montrer ce qui se cache derrière les promesses trompeuses et éblouissantes de notre gouvernement. »[119]

L'injustice pousse Rizal à la révolte mais l'idéaliste croit davantage aux idées qu'à la lutte armée. Il fait imprimer son livre en Allemagne en 1886 et l'envoie aux Philippines. Le livre est censuré, jugé hérétique et subversif.

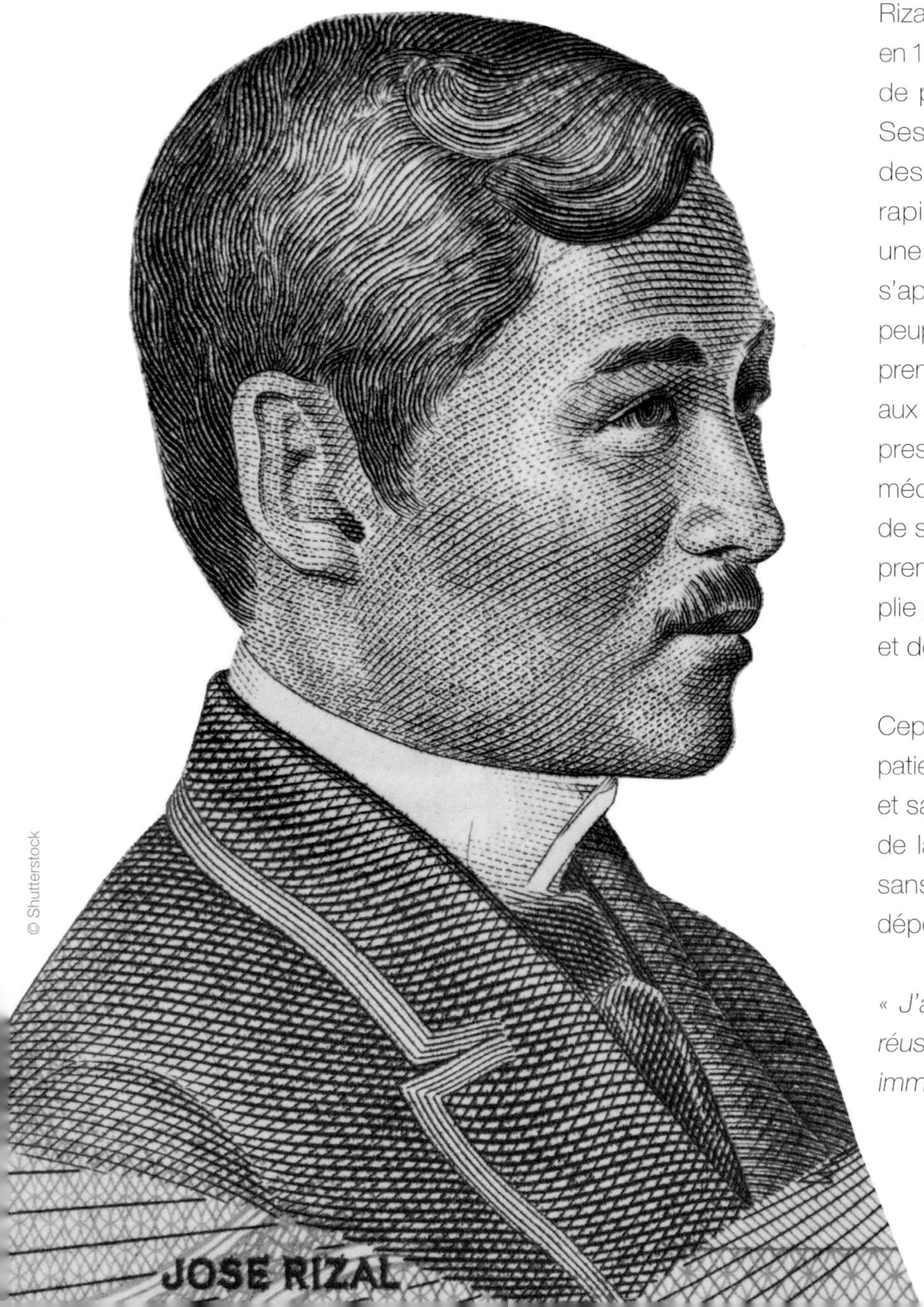

Rizal retourne finalement aux Philippines en 1887 malgré les dangers liés à sa liberté de pensée. Il y exerce l'ophtalmologie. Ses compétences acquises auprès des plus grands de ce domaine font rapidement son succès. Il connaît une vague de popularité sur laquelle il s'appuie pour promouvoir ses idées. Le peuple est conquis par le personnage qui prend si grand soin de lui et redonne vue aux aveugles. Rizal prend une dimension presque surnaturelle, sa renommée de médecin devenant la principale alliée de sa progression politique. Il reçoit ses premières menaces de mort. Mais il ne plie pas. Le docteur continue de soigner et de se consacrer aux siens.

Cependant, il aime dire qu'il place deux patients au dessus des autres. Sa patrie, et sa mère... Une mère qu'il opère enfin de la cataracte. L'opération se déroule sans encombre mais il apprend à ses dépends la difficulté de traiter les siens.

« J'ai opéré ma mère de façon plutôt réussie et elle pouvait voir plus clairement immédiatement après l'opération. Les

traitements post-opératoires se déroulaient bien pendant 3 jours, mais encouragée par cela, ma mère cessa de suivre mes instructions et se leva, enleva et remis le pansement oculaire, me disant sans arrêt que rien n'allait se passer, jusqu'à ce que ses yeux deviennent très inflammatoires. La cicatrice se rouvrît, l'iris en sortit et maintenant il y a une inflammation violente. Rien ne la calme et elle n'arrête pas de se frotter les yeux. Maintenant je comprends pourquoi il est peu recommandé de soigner quelqu'un de sa famille. »[120]

Suite à cet échec, il reste à Rizal de s'occuper de ses compatriotes… Il soigne les hommes, mais aussi sa patrie. Rizal écrit beaucoup. Il voyage et fait diffuser ses textes. En 1891, il publie un deuxième livre, El Filibusterismo[121], qui met en scène un personnage révolté par les abus espagnols et tenté par la violence. Le héros s'apprête à poser une bombe dans un bâtiment avant de renoncer au dernier moment quand il découvre que sa bien-aimée s'y trouve. Le personnage se suicide finalement. L'allégorie du conflit intérieur qui anime Rizal, balancé entre la difficile conciliation de ses rêves d'indépendance et son farouche pacifisme. Tout comme le premier ouvrage, El Filibusterismo est mal perçu par les autorités qui bannissent cette fois-ci Rizal et sa famille des Philippines.

« Rizal apprend à ses dépends la difficulté de traiter les siens. »

Un exil qui sera de courte durée. En 1892 Rizal est de retour, s'introduisant illégalement aux Philippines à la voile. Il laisse derrière lui deux lettres. Une pour sa famille, l'autre pour son peuple : « *L'étape que je m'apprête à franchir est indiscutablement très périlleuse et j'y ai beaucoup réfléchi. Je m'aperçois que tout le monde y est opposé, mais personne ne sait ce qui remplit mon coeur. Je préfère accueillir la mort chaleureusement et donner ma vie avec bonheur pour que toutes ces personnes innocentes soient libérées de tant d'injustes persécutions. J'espère montrer à ceux qui renient le patriotisme que nous savons mourir pour notre devoir et nos convictions. Qu'importe la mort si l'on meurt pour ce qu'on aime, pour les terres d'origine et les êtres adorés.* »[122]

Rizal milite activement, il participe à des sociétés secrètes. En 1892, il forme son mouvement, la « Liga Filipina », pour initier une dynamique de réformes. Dans le même temps, une autre société secrète est formée dans le but de libérer le pays des colonisateurs espagnols, le Katipunan. Rizal n'y adhère pas car il réprouve l'option violente choisie par ce mouvement. Il en est tout de même nommé président d'honneur malgré lui. Sans doute une manoeuvre politique pour l'écarter, Rizal est arrêté et déporté à Dapitan, sur l'ile de Mindanao. Il y jouit d'une relative autonomie et se trouve libre d'exercer la médecine. Il pratique l'ophtalmologie mais pas seulement. Mettant en application ses connaissances agricoles, il achète des terres, les cultive. Il ouvre une école, où il dispense lui-même les enseignements.

Trois ans plus tard, la guerre civile éclate. C'est en 1896. Bien qu'il se désolidarise des révolutionnaires, dénonçant l'insuffisance intellectuelle de l'initiative et ses violences, Rizal est largement tenu pour responsable de l'insurrection. Il essaie de dissocier son nom de celui du Katipunan. Mais le mal est fait. Toujours plus surveillé, il cherche à fuir. Après 4 ans passés à Dapitan, il se voit autorisé à rejoindre Cuba. Mais alors qu'il fait route pour l'Espagne, Rizal est arrêté sur son paquebot et renvoyé à Manille. Il est emprisonné au fort Santiago, jugé sommairement et fusillé le 30 décembre 1896.

Paradoxalement, c'est son exécution qui déclenche la véritable révolution. Le peuple se soulève pour la mémoire de son martyr, la résistance s'organise. Deux ans plus tard, le 2 Juin 1898, les Philippines proclament leur indépendance avec le soutien des Etats Unis. En réalité, elles n'obtiendront leur réelle autonomie qu'en 1946 mais les idées de José Rizal inspireront la nation dans sa nouvelle identité. Il devient le héros national célébré chaque année le 30 décembre, date anniversaire de sa mort. Les honneurs, bâtiments, épitaphes, musées, billets de banque, statues à sa mémoire sont présents partout aux Philippines.

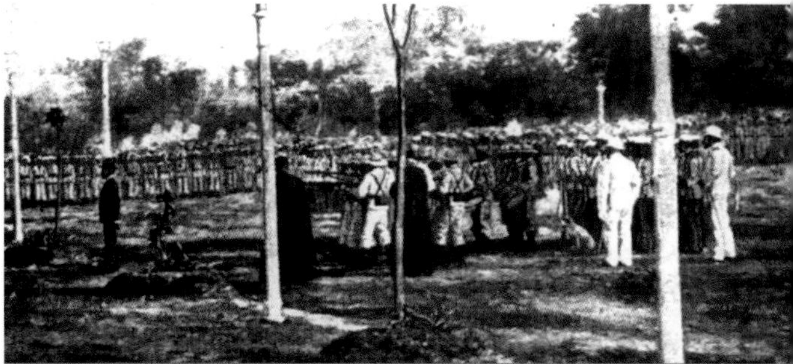

Exécution de José Rizal le 30 Décembre 1896

Les mots de Rizal sont certainement ceux qui résument le mieux son personnage, deux strophes finales d'un poème rédigé la veille de son exécution :

Derniers Adieux
« Ma patrie idolâtrée, peine de mes peines
Philippines chéries, entends ces derniers adieux.
Vois je te laisse tout, mes parents, mes amours.
Je vais où il n'y a pas d'esclaves, de bourreaux ni d'oppresseurs.
Où la foi ne tue pas, où seul Dieu règne.
Adieux Parents, frères, parties de mon âme,
Amis d'enfance et le foyer perdu,
Remerciez que je me repose du pénible jour,
Adieux doux étranger, mon amie, ma joie,
Adieux tous ceux que j'aime, mourir c'est se reposer. »

Ultimo Adios
« Mi patria idolatrada, dolor de mis dolores,
Querida Filipinas, oye el postrer adiós.
Ahí te dejo todo, mis padres, mis amores.
Voy donde no hay esclavos, verdugos ni opresores,
Donde la fe no mata, donde el que reina es Dios.
Adiós, padres y hermanos, trozos del alma mía,
Amigos de la infancia en el perdido hogar,
Dad gracias que descanso del fatigoso día;
Adiós, dulce extranjera, mi amiga, mi alegría,
Adiós, queridos seres, morir es descansa. »

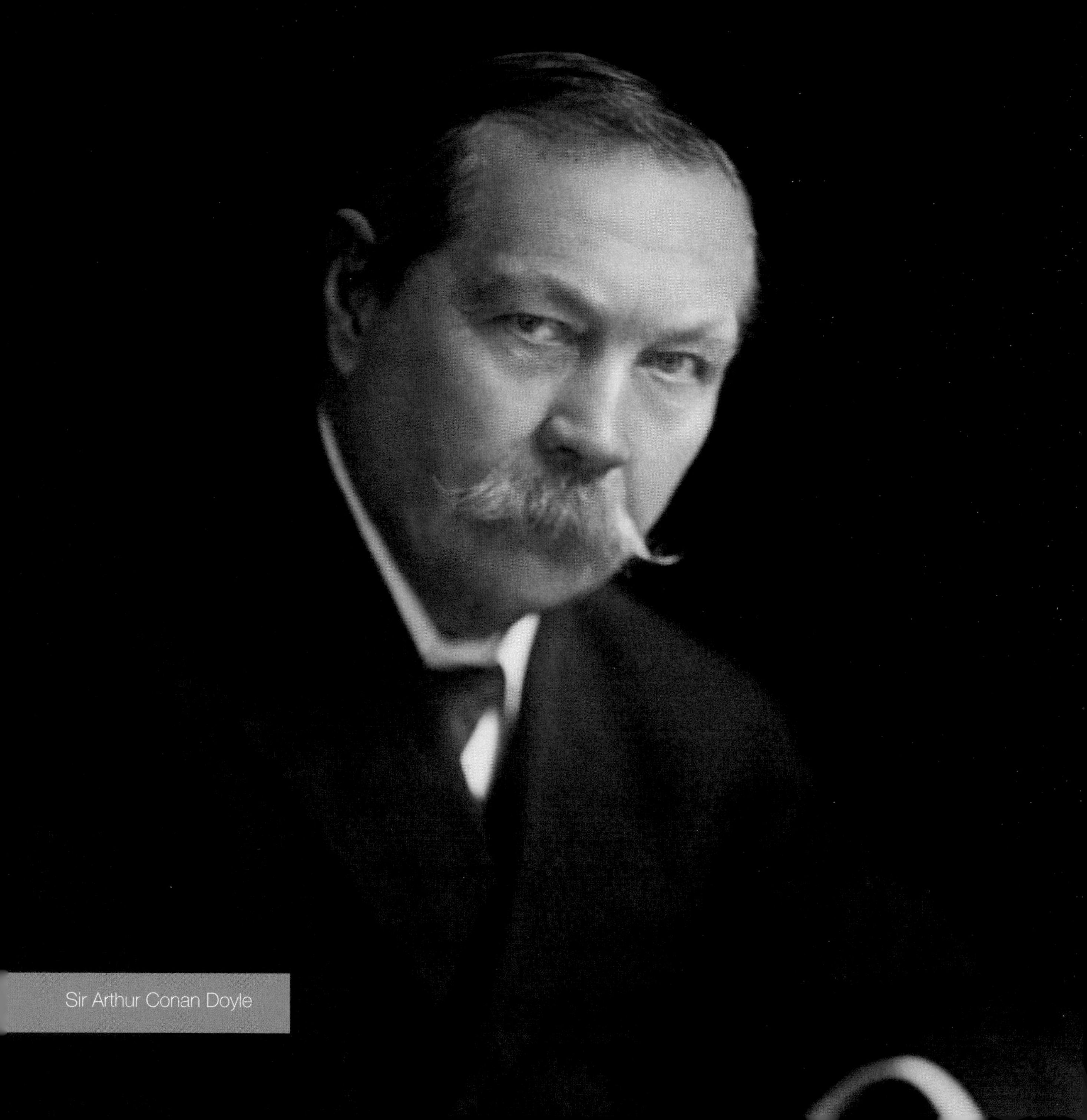

Sir Arthur Conan Doyle

CHAPITRE 12 : UN GRAND DÉTECTIVE

SIR ARTHUR CONAN DOYLE (1859 - 1930)

Né en 1858, c'est un aventurier, un rêveur, et un ophtalmologiste bien particulier ! Venu à cette spécialité par opportunisme plus que par passion, Conan Doyle n'y connaîtra jamais le succès. Pourtant, l'ophtalmologie a bel et bien joué un rôle fondamental dans la réussite de ce grand homme, puisque c'est pendant ses longues journées d'attente dans son cabinet vide, qu'il invente le personnage qui le fera entrer dans l'histoire de la littérature. L'un des héros les plus célèbres au monde et le plus souvent repris au cinéma par la suite… A tel point que certains croient qu'il a vraiment vécu : Sherlock Holmes !

« Je cherchais un local pour poser ma plaque d'oculiste. Je savais qu'en général les gros bonnets du métier ne trouvent pas de temps pour s'occuper des réfractions, qui dans certains cas sont très longues à corriger. J'avais pour ce travail dispositions et goût. J'espérais par lui faire mon chemin. (…) Je louais une pièce en façade, avec participation à l'usage de la salle d'attente. Mais je n'allais pas tarder à m'apercevoir que mon cabinet était une salle d'attente, lui aussi. Je m'en félicite à l'heure actuelle. »

CONAN DOYLE, MA VIE AVENTUREUSE.

Jusqu'à une époque assez récente, recommandations et moyens financiers, étaient bien souvent les meilleurs arguments d'une installation professionnelle réussie. Pour les médecins n'en disposant pas, les débuts d'une carrière en libéral pouvaient se révéler laborieux, ainsi que le décrit par exemple Louis-Ferdinand Céline, grand témoin de son temps. Dans son oeuvre, au cours de laquelle les difficultés financières sont omniprésentes, il décrit parfaitement sa vie de médecin et les difficultés qu'il éprouve dans sa pratique.

« Doyle est un iconoclaste »

Conan Doyle est un autre médecin-écrivain célèbre confronté lui aussi à la réalité des premiers pas en ville. Ophtalmologiste à Londres, il reste désespérément sans patient - et c'est justement dans le silence de son cabinet de consultation que nait l'un des héros les plus célèbres au monde.

Bien sûr c'est un esprit préparé, on ne devient pas écrivain à succès sans matière à réflexion. Comme Céline a vu le monde, cet ophtalmologiste est un aventurier qui a roulé sa bosse bien avant de poser sa plaque. De son enfance, on retiendra avant tout un esprit rebelle. La rudesse d'un pensionnat jésuite en Ecosse le pousse vers le rejet de la religion. Il se déclare agnostique. Bagarreur généreux, trait de caractère dont héritera son héros, il expérimente les châtiments corporels. Et s'il apprécie la lecture, c'est par ses déclarations sur la manière dont lui a été enseignée la littérature à l'école, qu'il se démarque : *« Les classiques sont enseignés de manière à vous laisser une durable horreur. (...) Mon éducation me laissa l'aversion des classiques, et je fus tout surpris de découvrir leur charme quand, des années plus tard, je les abordai avec ma raison ».*[123]

Comme son personnage, Doyle est un iconoclaste ! Après avoir été directeur du journal de son école, sa scolarité se conclut en dernière année par un premier voyage, à visée linguistique. Pour une durée d'un an, il se rend à 17 ans en Allemagne. Au retour, il visite Paris.

C'est ensuite l'Université de Médecine, qu'une bourse lui permet de rejoindre malgré les modestes revenus de sa famille. Cinq ans à l'Université d'Edimbourg, dans des conditions d'apprentissage qui ne sont pas sans rappeler la liberté dont jouissent encore aujourd'hui les carabins : « *Une préparation à la vie où l'étudiant mène une vie d'homme libre, à son domicile personnel, sans restriction d'aucune sorte.* »

De cette époque, Doyle se souvient avec nostalgie de ses professeurs. Il y a « *l'excellent Crum Brown, le chimiste qui, devant un mélange explosif, avait toujours grand soin de se mettre à l'abri, et d'ailleurs n'obtenait rarement de déflagration, en sorte que le* « boum ! » *ironique de la classe était le seul bruit qui se fit entendre.* »

Il y rencontre surtout Bell, un autre de ses professeurs. Une sorte de célébrité méconnue, puisqu'il lui inspirera son héros.

« *Bien que très habile opérateur, Bell excellait surtout dans le diagnostic, non seulement de la maladie, mais de la profession et du caractère. (...) Je pus à loisir étudier ses méthodes et constater qu'un rapide coup d'oeil lui en disait souvent plus sur le malade que ne m'en avait appris mon questionnaire. S'il commettait quelques erreurs, il obtenait parfois des résultats saisissants. J'en citerai cet exemple, des plus caractéristiques :*

- Ancien soldat, n'est ce pas mon ami ? Dit-il un jour à l'un de ses consultants.
- Oui monsieur,
- Libéré depuis peu ?
- Oui monsieur.
- Sous-Officier ?
- Oui monsieur
- En garnison aux Barbades ?
- Oui monsieur

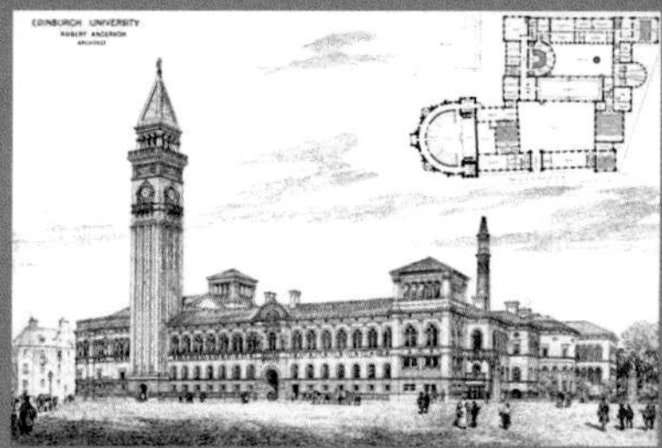

L'Université de Médecine à Edimbourg en 1879

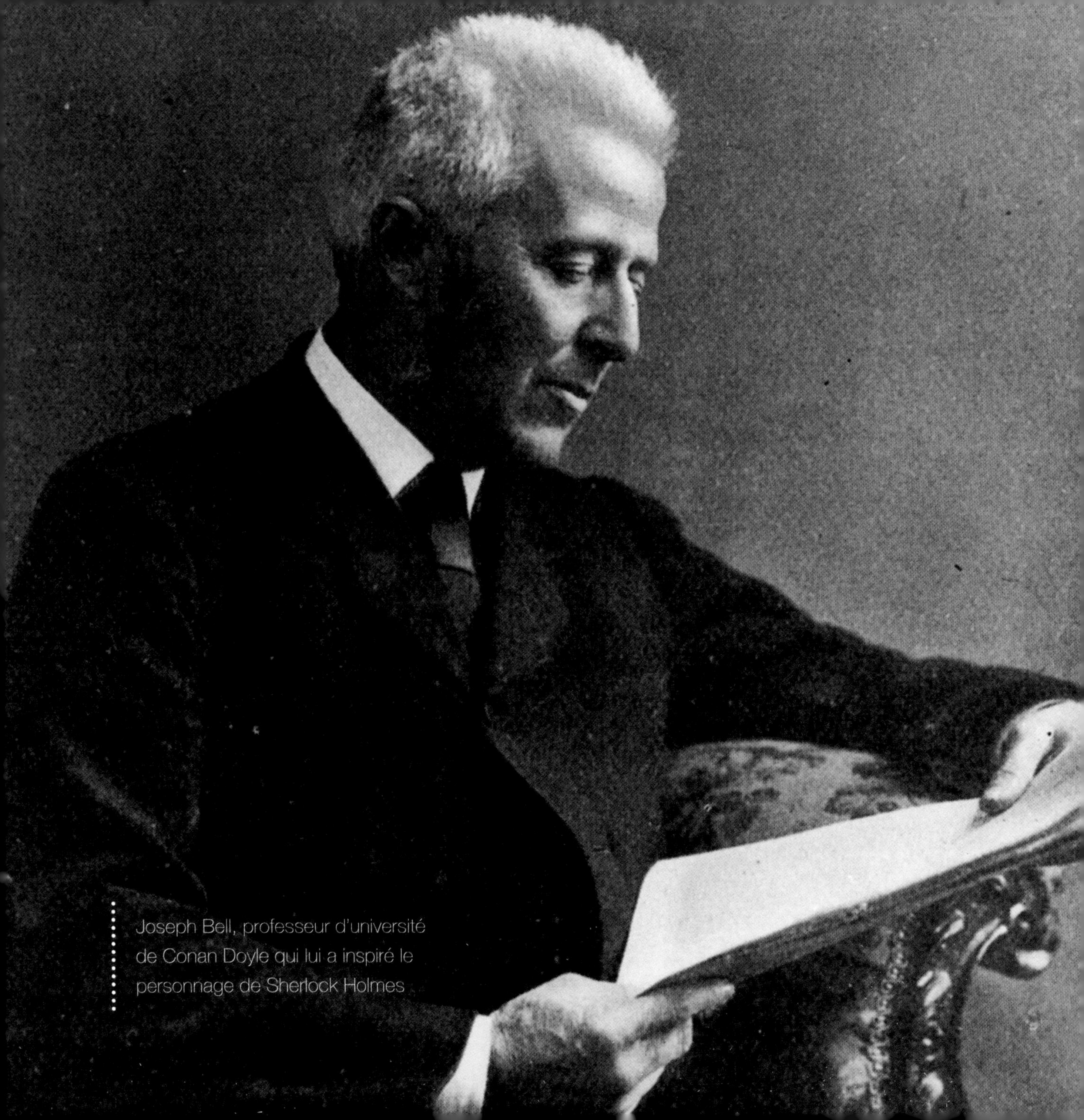

Joseph Bell, professeur d'université de Conan Doyle qui lui a inspiré le personnage de Sherlock Holmes

Il nous explique ensuite ses déductions : cet homme n'entendait pas nous manquer de respect, cependant il avait gardé son chapeau sur la tête. Dans l'armée, on ne se découvre pas, c'est un usage civil auquel il se conformerait s'il avait quitté depuis longtemps le service. Ce qui m'a fait penser aux Barbades, c'est son éléphantiasis, qui est une maladie des Indes occidentales et non pas d'Angleterre. A tous les Watson qui formaient son auditoire, ce qui avait semblé miraculeux avant que Bell ne s'expliquât devenait tout de suite assez simple. Il n'est pas étonnant que pour avoir vu de près pareil homme, j'ai utilisé son système, en l'amplifiant, quand j'ai essayé de créer un détective scientifique qui résout les questions par ses moyens propres, et non point grâce aux folies du criminel. »

De ses années d'étude, Doyle se démarque encore par son esprit rebelle et dénonce un système selon des mots encore bien actuels pour certains :
« Admis comme étudiant en octobre 1876, je quittai l'université en 1881 comme bachelier en médecine. Entre ces deux dates, s'étend une fastidieuse période durant laquelle je mouds de la botanique, de la chimie, de l'anatomie, de la physiologie, sans compter une foule d'autres matières obligatoires dont beaucoup n'ont qu'une relation indirecte avec l'art de guérir. Tout ce système d'enseignement, quand je le considère à distance m'apparaît comme trop oblique, trop peu pratique pour le dessein auquel il répond ».

« A 20 ans, Conan Doyle part sur un baleinier comme chirurgien. »

A cette époque, Doyle s'essaie à de petits boulots. Ce sont les difficultés financières qui le poussent vers ses premières créations éditées. Elles lui offrent quelques maigres shillings mais c'est finalement en embarquant pour la deuxième aventure de sa vie, qu'il trouvera le moyen véritable de gagner un peu d'argent.

En 1880, Conan Doyle part sur un baleinier dans les mers arctiques, embarqué à titre de chirurgien « dont la principale fonction était de tenir compagnie au capitaine ». A 20 ans, au sein d'un équipage de 50 hommes, il quitte l'Europe pour un an de navigation et de pêche dans le grand Nord. Plus qu'une péripétie dans son existence, il s'agit là d'une expérience inoubliable qui forge sa jeunesse, lui apprend la connaissance des hommes et de la vie. Il découvre tout à la fois les marins et leur rusticité, le confinement et l'alcool, la hiérarchie. De quoi nourrir son imagination pour une vie. Des souvenirs gravés à jamais comme des armes pour demain et les longues heures à venir, enchaîné à son bureau dans l'attente de ses trop rares patients.

« On a, dans les régions arctiques, le sentiment d'être dans un autre monde, sentiment si particulier que pour les avoir visitées une fois, on en reste a jamais hanté. »

Au cours de ce voyage, Doyle expérimente la solitude et l'isolement :

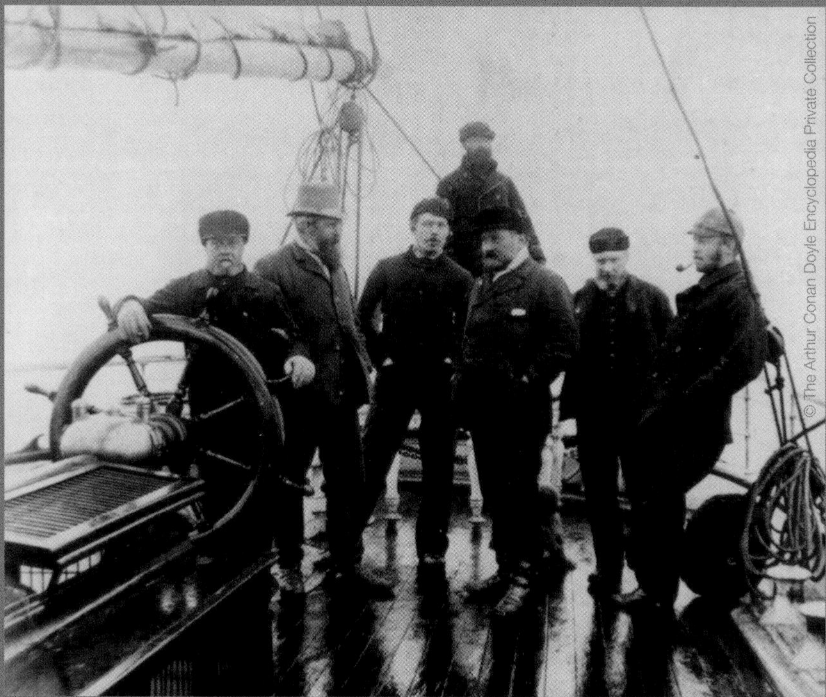

Conan Doyle, 3e en partant de la gauche invité à bord de l'Eira, yacht d'exploration, au large du Groenland. Le personnage le plus à droite de la photographie est médecin de bord de l'Eira.

« Un autre sentiment qui rehausse l'effet des mers arctiques, c'est celui de la solitude. Alors que nous nous trouvions dans les régions où se pêche la baleine, il est probable qu'à l'exception de notre conserve il n'y avait pas un navire à 800 miles de nous. Pendant sept longs mois, il ne nous arriva du monde méridional ni une lettre, ni la moindre nouvelle. »

Doyle découvre encore la beauté du monde, et l'aventure ! Il s'éveille un matin « *au bruit sourd et continuel que faisaient les blocs en heurtant la coque du navire. Monté sur le pont, j'en vis la surface de la mer jusqu'à l'horizon toute recouverte de glace. Aucun n'était considérable, mais ils arrivaient si serrés qu'on eût pu se promener au–dessus en sautant de l'un à l'autre. Leur blancheur éblouissante accusait par contraste le bleu de la mer ; avec le bleu du ciel et la merveilleuse pureté de l'air arctique, c'était de quoi nous faire un matin mémorable. Sur l'un des blocs qui s'en allait, balloté par le flot, je vis un grand phoque à la peau lustrée : alangui, imperturbable, il regardait le navire de la plus parfaite assurance, comme s'il avait su que la chasse ne devait s'ouvrir que dans trois semaines. Plus loin, nous distinguâmes sur la glace les longues empreintes quasi humaines d'un ours. »*

« À l'aube du troisième jour, la compagnie du navire débarqua pour sa moisson meurtrière. La chasse pouvait commencer. »

Le navire suivra la migration des phoques pour rejoindre leur lieu de reproduction :
« Je doute qu'il y ait, à la surface du globe, une plus vaste étendue d'animaux vivants que sur les bancs de glace qui s'étendaient à des centaines de milles depuis la côte groenlandaise... De la guérite, sur la hune du grand mât, on ne voit pas où finit leur multitude ; ils font, à l'extrême horizon, l'effet de grains de poivre saupoudrant la glace. Et l'on distingue de tous les côtés les nouveau-nés, grosses limaces d'un blanc de neige, avec un petit nez noir et de grand yeux sombres. Leurs cris semi-humains emplissent l'espace ; de la chambre du navire, on se croirait à la porte d'une monstrueuse pouponnière. »

La chasse peut commencer :
« Enfin, à l'aube du troisième jour, la compagnie

du navire débarqua pour sa moisson meurtrière : besogne brutale mais pas plus que celle qui chez nous fournit la viande de toutes les tables. Et pourtant ces mares de sang dont l'éclat rouge tranchait sur la blancheur aveuglante des glaces, dans le silence et sous l'azur arctique, semblait le fait d'abominables intrus (…) La chasse d'avril est dirigée contre la mère et les petits. En mai le chasseur va plus au nord et vers le 77e ou 78e degré de latitude, il rencontre les vieux phoques mâles, qui ne se laissent pas tuer sans se défendre. Ce sont des bêtes courageuses ; il faut les tirer à bonne distance pour en avoir raison (…) En juin, la chasse est terminée, le navire continue sa course au nord jusqu'au 79e ou 80e degré de latitude, où sont les meilleures régions du Groenland pour la pêche à la baleine. Nous y restâmes environ 3 mois avec des fortunes diverses, car, si nous y poursuivîmes beaucoup de baleines, nous n'en tuâmes que quatre. »

Qu'elle est loin, sa vie future d'ophtalmologiste, quand Doyle vit ces instants :
« C'est une vie dangereusement séduisante et une tâche pleine d'émotions que celle de pêcheur de baleines. Comme rameur, vous poussez devant vous, le dos tourné, ne sachant rien de la bête que ce que vous lisez sur le visage de l'homme de barre. (…) Soudain, une lueur brille dans les yeux de l'homme, et le sang monte à ses joues. « Avant ! Avant partout, les gars ! Hardi ! » Un déclic : le canon du gros harpon lâche son projectile, l'écume jaillit sous les pales. (…) Vous savez que le harpon est entré à bout portant dans la courbe du flanc formidable. L'animal coule comme une pierre. (…) Le filin siffle, se déroulant avec vitesse sur les bancs et par dessus le plat-bord, entre vos pieds écartés. Ce déroulement du fil, c'est le grave élément de danger, car il est rare que la baleine ait l'idée de se retourner contre ses agresseurs. Le fil a été soigneusement roulé par un homme spécial dénommé le glaneur, de telle manière qu'il ne fasse pas de coques. Si pourtant cela arrive et qu'une coque prenne un des hommes de l'équipage, le malheureux est enlevé si brusquement que ses camarades ne le voient pour ainsi dire pas disparaître. Ce serait sacrifier la baleine en pure perte que de couper le filin, car déjà la victime est à des centaines de brasses de profondeur. « Laissez donc ça, l'homme » cria le harponneur à un matelot qui avait tiré son couteau en pareille circonstance. Le poisson sera une belle affaire pour la veuve. Mot cruel en apparence mais qui avait sa philosophie. Après le harponnement, la chaloupe n'a plus qu'à se retirer. Mais l'achèvement de l'animal à

coups de lances est une opération encore plus émouvante parce que longue. On reste parfois une demi heure assez près de la baleine pour pouvoir passer la main sur sa peau visqueuse. Elle paraît peu sensible à la souffrance car elle n'a pas un frémissement, tandis qu'elle reçoit toutes les longueurs de lances à travers le corps. Mais d'instinct elle cherche à frapper la chaloupe avec sa queue. »

Malgré les dangers de ce périple dans les eaux glacées, l'équipage est épargné par les maladies et les accidents : quelques engelures de marins trop exposés au vent glacial, rien de sérieux à soigner. Doyle a tout le loisir de réfléchir, d'observer. Il décrit encore le jour éternel et les animaux rencontrés : « *Les empreintes des ours s'entrecroisent de tous les côtés sur la banquise au voisinage des lieux où séjournent les phoques. Pauvres bêtes inoffensives qui vont roulant et tanguant comme des loups de mer, ils accomplissent, en quête du phoque, des centaines de milles sur les glaces. Et ils ont bien une adroite façon de le prendre. Ils choisissent un grand banc de glace n'ayant à son centre qu'un trou par où les phoques viennent respirer. Là ils s'accroupissent, leurs puissants avant-bras repliés sur le bord du trou ; sitôt qu'émerge une tête de phoque, les deux pattes se referment, Martin a son déjeuner.* »

A 20 ans, quand il revient, Doyle est un homme : « *Je n'étais, en embarquant sur le baleinier, qu'un grand jeune homme incertain de lui-même ; quand j'en débarquais, j'étais un homme, et un homme trempé.* ». Il a vécu des histoires extraordinaires, des moments puissants. Ces grands instants, qui rendent à ceux qui l'ont vécu l'existence du quotidien un peu trop insipide et laissent un éternel manque. A 20 ans, Doyle est ferré : à jamais, il a le virus de l'adrénaline, qu'il se battra pour retrouver dans d'autres voyages et son imagination.

« Conan Doyle a le virus de l'adrénaline. Mais il lui faut d'abord terminer ses études. »

Malgré tout il lui faut finir ses études ! Comme une grande parenthèse, il se consacre à l'obtention de son diplôme et de sa thèse dont il prend pour sujet le Tabès[124]. En 1881, voilà Doyle bachelier en médecine, maître de chirurgie. Il entre dans la carrière, mais il se sent trop jeune et manque de moyens pour s'installer. C'est encore l'appel du large : il ne tient pas en place et s'engage cette fois comme médecin de bord sur un navire à destination de l'Afrique. Après le blanc glacial, il connaît les chaleurs noires sur la Mayamba. Habitué des tempêtes, il se trouve confronté à la maladie. Il attrape la Malaria, reste entre la vie et la mort plusieurs jours. A son réveil, changé, il est fatigué de l'Afrique, ce « *pays homicide (...) Je sentais que l'homme blanc, avec son régime et ses habitudes d'aujourd'hui, y est un intrus qui jamais n'a été fait pour y vivre. Ce grand continent sinistre le brise comme on brise un oeuf. (...) Un an d'existence nomade c'est bien, deux cela peut-être un désastre.* »

« Sur le plan médical, Doyle cultive son originalité. »

Las des voyages, Doyle retourne en Angleterre. Après une courte association en 1882, avec un collègue peu recommandable de Plymouth, il ouvre un cabinet de médecine à Southsea, près de Portsmouth. Doyle s'occupe du tout-venant. Ses revenus sont faibles et il trouve dans la littérature l'évasion nécessaire à son existence. A défaut de la vivre, l'aventure se joue dans sa tête. Parmi les brumes de l'Angleterre il puise dans les lettres une source de revenus complémentaires et ses premiers écrits lui permettent de tenir, moralement tout autant que financièrement.

Sur le plan médical, Doyle cultive son originalité à l'égard d'un univers qui semble le décevoir. Il se rend à Berlin pour écouter le grand Robert Koch présenter ses résultats, jugés historiques, sur le traitement de la tuberculose. Doyle en attend beaucoup, mais voici son sentiment : « *Une vague de folie avait soulevé le monde. De partout et notamment d'Allemagne, des malheureux couraient à Berlin chercher le guérisseur Koch. Quelques-uns étaient dans un état de maladie si avancé qu'ils mouraient dans le train. Loin de partager l'avis général, j'eus la témérité de conclure qu'on en était encore à la période d'expérimentation, que l'on se vantait trop tôt d'un résultat. J'écrivis une lettre au Telegraph, une lettre où, sauf erreur, je fus le premier à conseiller la prudence et le doute. Inutile de rappeler que l'évènement me donna raison.* »

En 1885, Doyle se marie avec une veuve : Mrs Hawkins, la soeur d'une de ses patientes. Avec ce mariage sa vie prend une tournure davantage orientée vers la littérature. Il rédige ses premiers

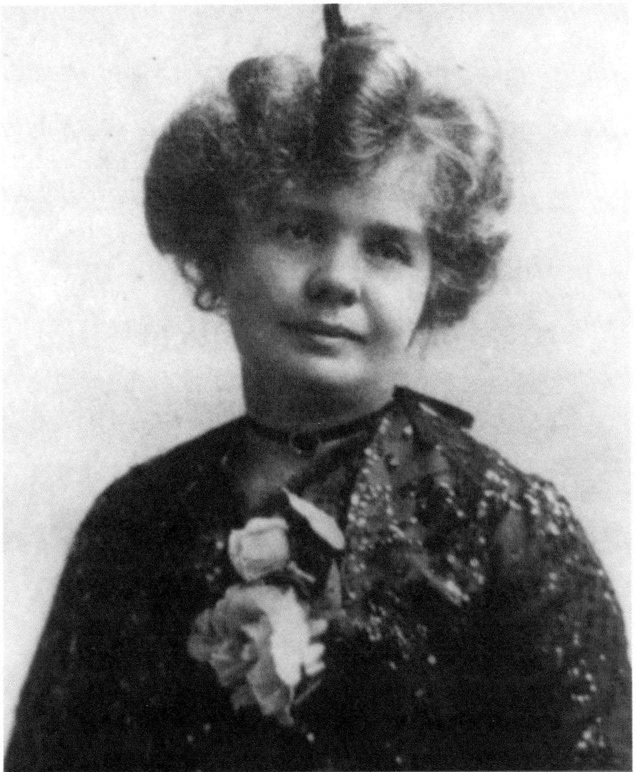
Louisa Hawkins, première femme de Conan Doyle

récits longs. C'est l'époque qui voit la naissance de son héros. En 1887, Doyle écrit « Etudes en rouge », un roman inspiré de Gaboriau[125] et d'Edgar Poe, mettant en scène un héros auquel il ajoute les talents d'observation et de déduction du Dr Bell, son professeur à la faculté. C'est le premier Sherlock Holmes.

Aux Etats-Unis, où la littérature anglaise est à la mode, ses livres connaissent un rapide engouement. Toutefois, s'il n'est pas loin de percer, le succès est encore timide. Il lui faudrait plus de temps, ce que cet encombrant métier ne lui permet pas. La médecine, depuis le congrès en Allemagne, lui laisse une désillusion qu'il peine à surmonter. Pourquoi ne pas tout simplement l'abandonner et se consacrer à son rêve d'écriture ? Le souvenir des sacrifices de sa mère pour qu'il puisse mener à bien ses études l'empêche de franchir le pas, et sur les conseils d'un ami, il opte pour un compromis.

Renonçant à l'envahissante médecine de campagne, il se lance dans l'ophtalmologie, spécialité dont il espère qu'elle lui apporte confort matériel et disponibilité nécessaire à l'écriture.

Quand il prend sa décision, Doyle possède déjà quelques notions de réfraction qu'il approfondit à Vienne et Paris, où il se rend durant 6 mois. De retour à Londres en 1889, il s'installe : « *Je cherchais un local pour poser ma plaque d'oculiste. Je savais qu'en général les gros bonnets du métier ne trouvent pas de temps pour s'occuper des réfractions, qui dans certains cas sont très longues à corriger. J'avais pour ce travail dispositions et goût. J'espérais par lui, faire mon chemin. Mais pour cela, il m'était évidemment nécessaire de vivre parmi les « patrons », afin qu'il leur fût commode de m'adresser les malades. (...) Je louais une pièce en façade, avec participation à l'usage de la salle d'attente. Mais je n'allais pas tarder à m'apercevoir que mon cabinet était une salle d'attente, lui aussi. Je m'en félicite à l'heure actuelle. »*

Si Doyle choisit l'ophtalmologie pour le confort et le temps qu'il souhaite en tirer, seule sa seconde espérance est comblée. Sa salle d'attente vide, lui laisse beaucoup de temps. En revanche, l'argent ne rentre toujours pas. Sans doute le destin a-t-il jugé qu'il s'agissait d'un mal nécessaire pour que le génie éclate. Ophtalmologiste satisfait, Doyle aurait-il eu l'énergie nécessaire à la construction de son héros ? C'est donc en attendant des patients fantômes et à la peine financièrement, que Doyle s'investit pour Sherlock.

« Chaque matin je partais à pied de mon domicile. J'étais à 10 heures à mon cabinet ; et j'y demeurais 3 ou 4 heures sans que jamais un coup de sonnette troublât ma sérénité. Eussé-je rêvé conditions meilleures pour la réflexion et le travail ? C'était idéal. Chaque fois qu'à l'heure du thé je rentrais chez moi, j'y portais ma petite gerbe, prémices d'une copieuse moisson. »

Doyle, bien plus inspiré et motivé par la littérature que par la médecine trouve une idée. Pour connaître le succès, son héros s'adaptera au format des feuilletons :

« A cette époque commençait de paraître un certain nombre de magazines parmi lesquels se signalait le Strand (...) Considérant ces divers recueils d'histoires détachées, je songeais qu'un même personnage circulant à travers une série de nouvelles, s'il parvenait à capter l'attention du lecteur, l'enchaînerait à son magazine. (...) Le compromis parfait serait un personnage qu'on retrouvât dans chaque feuilleton, et des feuilletons dont chacun se suffirait à lui même, si bien que le lecteur put toujours se promettre de profiter de la totalité du magazine. Sherlock Holmes, que j'avais présenté dans deux petits livres devait se prêter sans peine à une série de nouvelles. »

Le personnage central du feuilleton, encore à la mode aujourd'hui, est né. Doyle ne s'y est pas trompé, c'est un succès ! Des épisodes se suffisant à eux-mêmes, telle est la recette. Ni trop courts, ni trop longs. Une vingtaine de pages, juste assez pour accompagner les Londoniens dans leur trajet du quotidien. En 1892 il connaît un premier succès avec « Les aventures de Sherlock Holmes » : 12 épisodes, un par mois pendant un an.

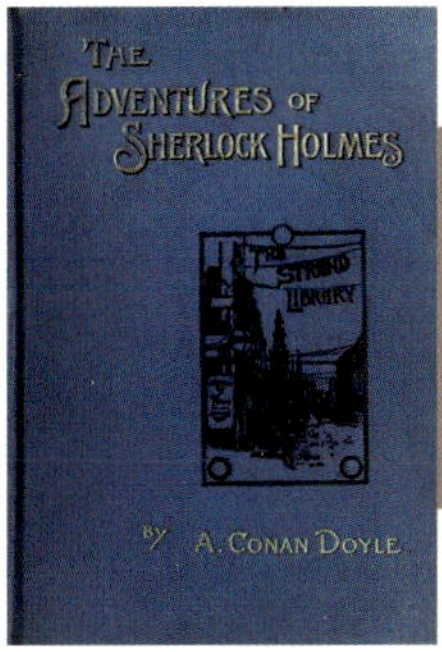

Couverture de l'édition originale des aventures de Sherlock Holmes, 1892

L'année suivante, le Strand renouvelle sa commande. On imagine sans peine, Doyle ce médecin que l'écriture paye mieux que les patients, seul dans son cabinet, planchant sur les aventures de son détective. Le plus difficile est de trouver le noeud de l'intrigue. Avec la multiplication des histoires, l'inspiration se tarit. Pourtant, Doyle a trouvé celle de sa première saison. Une enquête dans les milieux hippiques au sujet d'un pur-sang dérobé avant une course, un meurtre et un mystérieux couteau. Oui, cela fera matière à un excellent feuilleton !

La victime, Straker est retrouvée morte, le crâne fracassé le soir où le pur-sang dont il a la garde, Silver Blaze, cheval favori de la course est dérobé. L'arme du crime, pivot de la nouvelle, retrouvée à côté du corps de Straker est inspirée du décor du cabinet de Doyle et de son métier. Comme toujours dans Sherlock Holmes, le narrateur est le Dr Watson :

« *L'inspecteur prit alors une petite boîte de fer-blanc fermée à clef et en sortit quelques objets qu'il étala devant nous. Il y avait (...) un couteau à manche d'ivoire dont la lame, très fine, et sans charnière, portait la marque Weiss and Co., London.*

« L'arme du crime, un couteau de cataracte. »

— Voici un couteau bien bizarre, dit Holmes en le prenant et en l'examinant attentivement. Je suppose, en voyant ces taches de sang, que c'est celui que le malheureux avait encore dans la main quand on a retrouvé son cadavre. Watson, regardez-le donc ; car il rentre bien certainement dans votre spécialité.

— Oui, dis-je, c'est ce que nous appelons un couteau à cataracte.

— Je m'en doutais. C'est une lame très mince destinée à des opérations éminemment délicates.

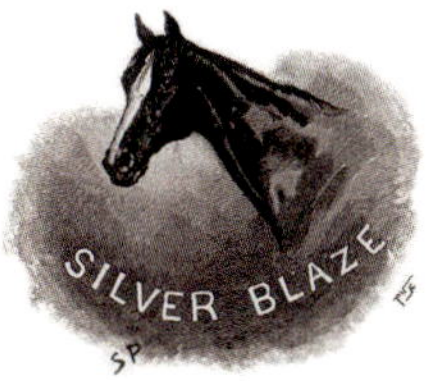

Silver Blaze, première nouvelle du recueil « Les mémoires de Sherlock Holmes »
Illustration de Sidney Paget, 1892

Étrange objet à emporter lorsqu'on se lance dans une expédition hasardeuse, d'autant plus que, ce couteau ne se refermant pas, il n'est pas commode à porter dans la poche. »

Voici l'ophtalmologie intimement mêlée à l'histoire d'un meurtre. C'est avec cette arme peu commune, que Doyle entend perdre son lecteur. Son environnement lui a donné l'idée maîtresse. Reste maintenant à la masquer, à attirer le lecteur vers de fausses pistes, et pour son détective, Holmes, de résoudre l'énigme sans se laisser égarer par les apparences. Doyle déroule. D'abord repenser à son professeur. Si ses études de médecine ne lui apportent pas de patient, au moins lui ont-elles donné de rencontrer celui qui inspire son héros. Et la clé de cette intrigue viendra de ce que l'arme du crime n'en est pas une... Le coupable démasqué, Holmes retourne à sa vie londonienne et ses cigares. Elémentaire, mon cher Watson ! Une phrase que le détective ne prononcera d'ailleurs jamais dans aucun livre de Doyle.

Le succès de Sherlock Holmes est considérable ! Son auteur reçoit chez lui des lettres d'énigmes à résoudre. « *La preuve qu'aux yeux de bien des gens Sherlock Holmes était autre chose qu'un mythe, c'est qu'il m'arrivait de recevoir des lettres à son nom, avec prière de les faire suivre. Watson en recevait de son côté un bon nombre, lui demandant l'adresse et l'autographe de son brillant collègue ; une agence de presse lui écrivit même pour solliciter l'abonnement de Holmes et le jour qu'il prit sa retraite, plusieurs vieilles dames s'offrirent à tenir la maison.* »

« Le succès de Sherlock Holmes est considérable ! Son auteur reçoit chez lui des lettres d'énigmes à résoudre. »

Le héros se révèle presque envahissant, ce d'autant que Doyle ne le tient pas en grande estime et qu'il le considère davantage comme un personnage alimentaire que comme l'élément central de son oeuvre. Aussi décide-t-il dans la douzième nouvelle de ce recueil de le faire mourir ainsi que son ennemi juré, le professeur Moriarty. Débarrassé de l'encombrant détective, il va enfin pouvoir accorder à ses véritables aspirations littéraires le temps qu'il estime leur devoir. Doyle pourra aussi se consacrer à sa femme, tombée malade. Le couple s'exile dans les Alpes des Grisons où il espère trouver un climat favorable à la santé de madame, et venir à bout de la phtisie galopante (tuberculose - 1893) dont elle souffre.

Pendant que Madame Doyle se repose en respirant le bon air, lui se tourne vers ses aventures et ses nouveaux héros. Comme toujours chez Doyle, l'activité intellectuelle - qu'à cette période il consacre à l'écriture de ses romans historiques - se double d'une dépense physique et de voyages. Plein de l'énergie qui est la sienne, il s'adonne aux sports d'hiver en Suisse, quasiment inexistants à cette époque. Il en fait la promotion. Il organise également quelques compétitions de golf et se rend à deux reprises aux Etats-Unis pour une série de conférences.

L'hiver 1895, sa femme et lui passent l'hiver en Egypte, faisant une croisière sur le Nil. Ils marchent dans le désert, visitent Khartoum, Assouan, Thèbes, les lacs salés, et vivent nombre d'aventures qui inspirent à Doyle encore quelques écrits. Le remède semble avoir été le bon, puisque Doyle se réjouit que sa femme ait pu mener « *une existence heureuse, dans le cadre obligé du beau paysage. Elle souffrait rarement, soutenue par l'optimisme particulier à ce genre de maladie* ». En 1897 ils retournent en Angleterre.

Patriote, durant l'hiver 1900, Doyle se porte volontaire à l'occasion de la Seconde guerre des Boers, côté anglais. Il demande à être au front, ce qu'on lui refuse en raison de son âge. Il obtient la direction d'un hôpital de guerre. En Afrique du Sud, il rencontrera le jeune Winston Churchill et plus tard écrira deux récits au sujet de ce conflit, dont l'un est une réponse à ceux qui accusent les Anglais d'avoir maltraité les Boers.

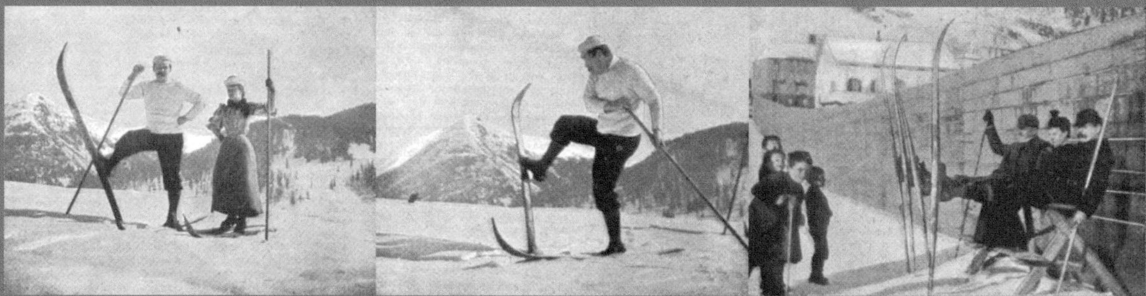

Conan Doyle s'essaie au ski dans le canton des Grisons

Cette prise de position, davantage que sa participation au conflit, lui vaut d'être anobli par la reine en 1902. Il est désormais Sir Arthur Conan Doyle.

« Il est désormais Sir Arthur Conan Doyle. »

Entre temps, Sherlock Holmes fait un come back. Cédant à la pression de son lectorat, Doyle récidive avec le Chien des Baskerville, roman publié en 1901 dans le Strand Magazine pour une aventure antérieure à la disparition du héros. Devant le succès immense de ce nouveau roman, Doyle se résout à lui redonner vie. En 1903, il ressuscite Sherlock et le relance. Jusqu'à la dernière aventure du détective, en mars 1927, il écrira 33 nouvelles enquêtes.

Dans le même temps, Doyle poursuit également ses écrits historiques et ses romans, malheureusement cannibalisés par le héros mythique malgré leur qualité indiscutable.

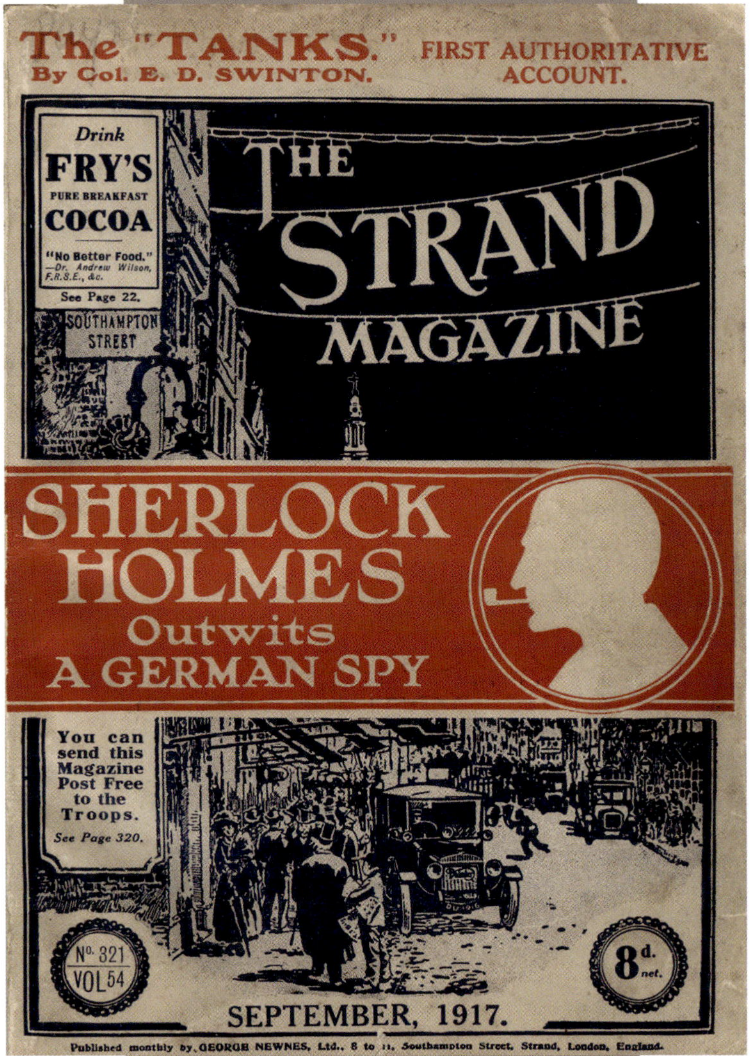

Le Strand Magazine, Septembre 1917

Qui sait que Doyle donne naissance au livre qui inspirera bien plus tard Jurassic Park avec son ouvrage « Le Monde Perdu » et le personnage du Pr Challenger ?

Les dernières années de Conan Doyle sont marquées par les épreuves. En 1906, sa femme est emportée par la tuberculose, laissant au père sa fille et leur fils. Ce dernier, décédera 10 ans plus tard victime de la grippe espagnole. *« Notre fils Kingsley, devait vivre le temps de jouer virilement son rôle dans la Grande guerre, et mourir peu après le retour de la paix »*.

Conan Doyle se remarie. Mais, profondément et durablement affecté par la perte de sa première femme, seul un surinvestissement professionnel l'aide à tenir. Après une formation

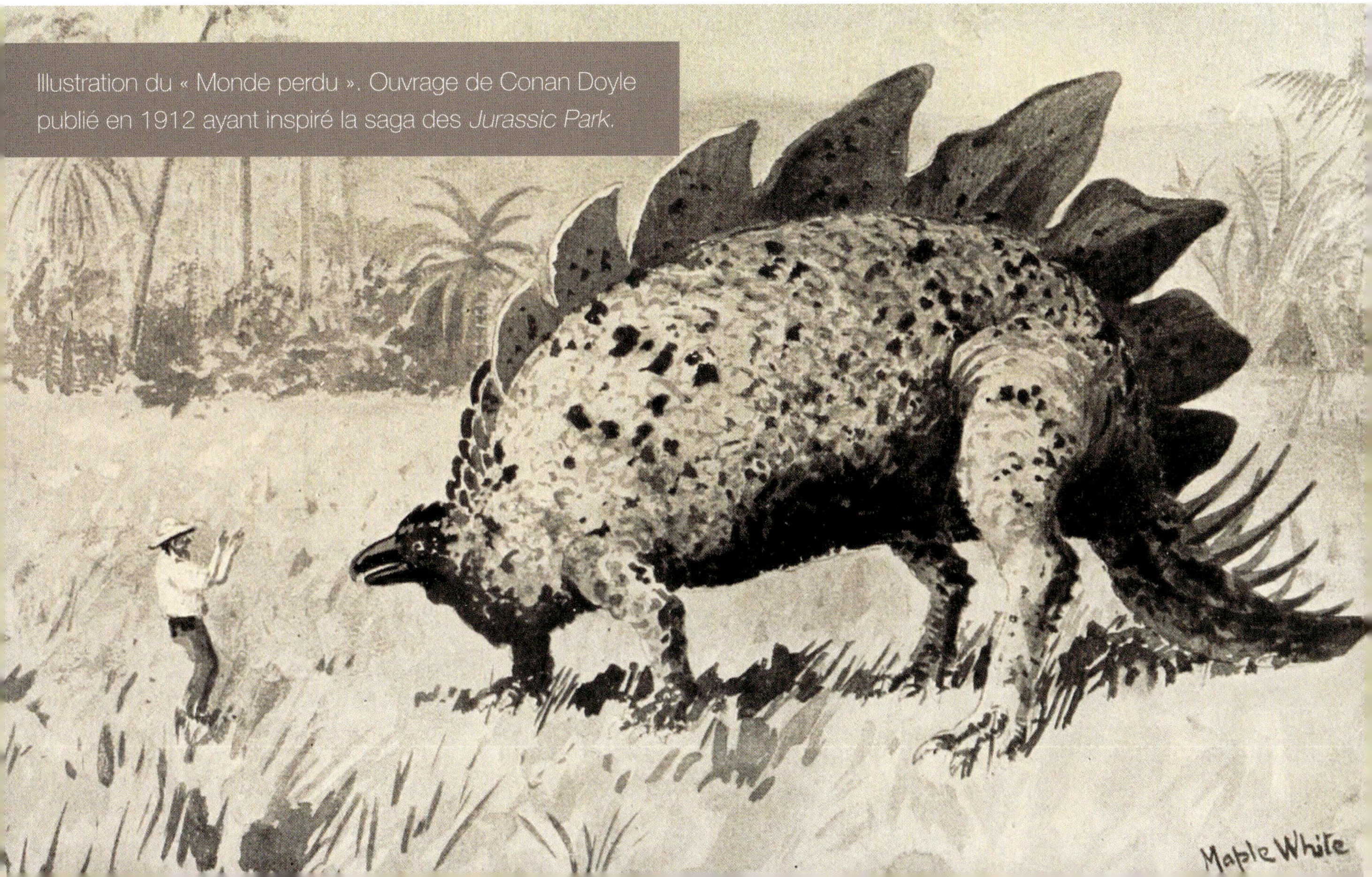

Illustration du « Monde perdu ». Ouvrage de Conan Doyle publié en 1912 ayant inspiré la saga des *Jurassic Park.*

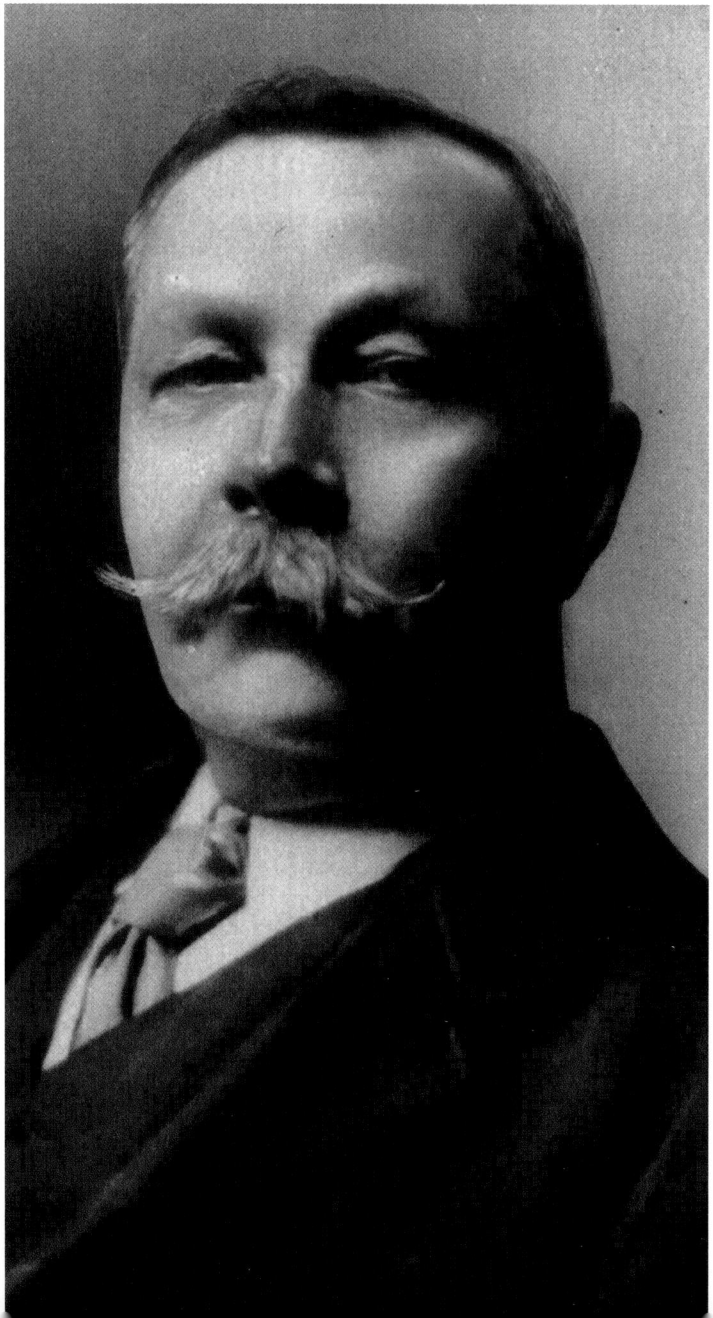

en droit, il s'implique à la manière de son héros pour des affaires juridiques. Il contribue ainsi à redresser des erreurs et innocenter d'injustes condamnés. Il se livre aussi à des combats politiques, contre l'esclavagisme notamment et vit intensément une nouvelle spiritualité. Agnostique depuis sa jeunesse, Doyle se découvre des talents de medium. Le spiritisme occupe une part essentielle des dernières années de sa vie.

Cet ophtalmologiste atypique, qui n'aura finalement connu de ce métier que le vide de sa salle d'attente, n'imaginait pas qu'il lui devrait son plus grand succès. Son infortune comme médecin a fait la fortune de sa vie.

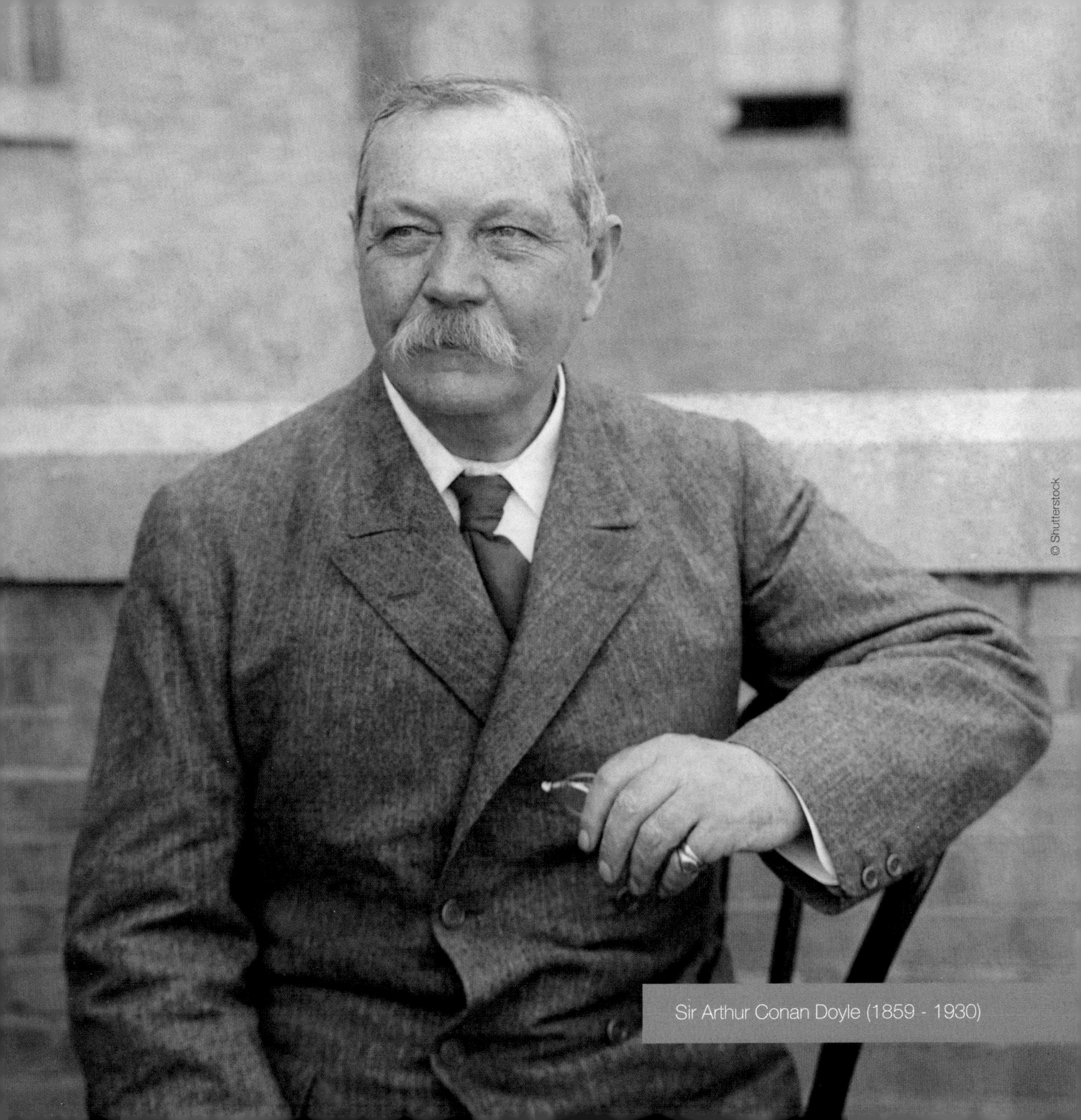

Sir Arthur Conan Doyle (1859 - 1930)

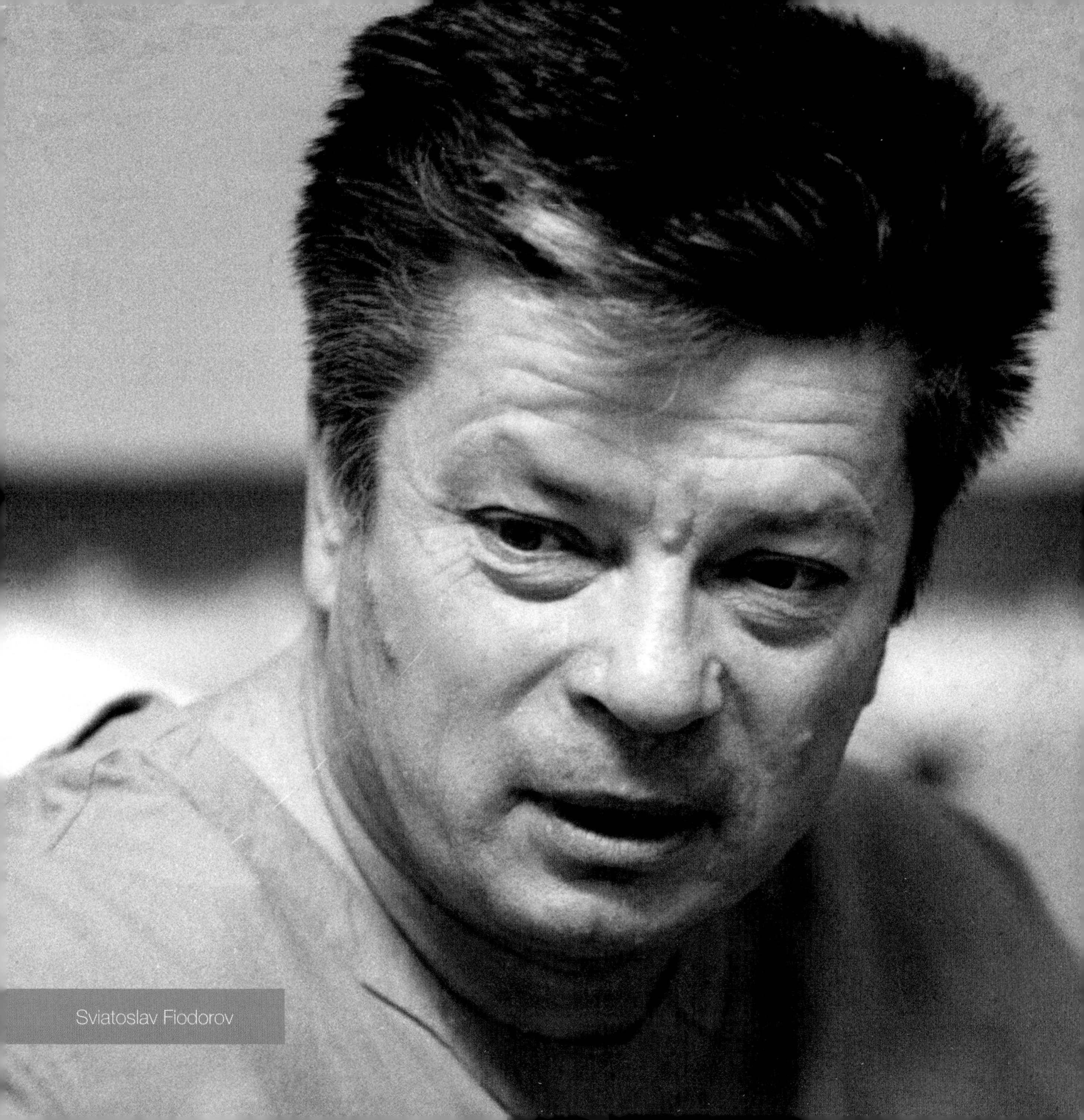

Sviatoslav Fiodorov

CHAPITRE 13 : AU SUIVANT

SVIATOSLAV FIODOROV (1927 - 2000)

Sviatoslav Fiodorov est né en URSS en 1927 sur le territoire de l'Ukraine actuelle. Son père passe 17 ans de sa vie en camp de rééducation. Sviatoslav Fiodorov devient ophtalmologiste. Il sera pionnier en matière de chirurgie réfractive, mettant au point la technique de la kératotomie radiaire. Homme d'affaires, il crée aussi ses cliniques où l'on procède aux interventions à la chaîne. En politique, il sera une personnalité de la perestroïka, présentant même brièvement sa candidature à l'élection présidentielle russe de 1996.

« Fiodorov, c'est un fort en gueule. Un Russe extravaguant, extraverti qui aime les belles femmes et l'argent. Avec sa Diva qui l'accompagnait partout, c'était un peu le jet-setteur de l'ophtalmologie. Fiodorov, c'était un homme à opérer une femme d'un regard, parce qu'il trouvait ses verres trop épais. »

YVES POULIQUEN

Une théorie voudrait qu'il ait été assassiné. Elle n'est pas sérieuse.
Le 4 juin 2000 Sviatoslav Fiodorov quitte une cérémonie marquant le dixième anniversaire de l'une de ses cliniques dans une province russe. Les festivités s'achèvent, le pionnier de la chirurgie réfractive s'installe au poste de pilotage de son hélicoptère. Il ne parviendra jamais à bout des 400 kilomètres qui le séparent de Moscou et trouve la mort dans un crash.
Il allait avoir 73 ans.

« Etre pilote d'avion était le rêve de Fiodorov. »

Piloter était son rêve d'enfance. 54 ans plus tôt, c'est un autre malheur dans l'exercice de sa passion qui avait déjà marqué le premier grand virage de sa vie. A 18 ans, alors qu'il est en école d'aviation, victime d'un accident, il se retrouve amputé du pied. Contraint de renoncer à l'aéronautique, il reconsidère son orientation et se porte bien malgré lui vers la médecine.

Sa motivation décuplée par l'injustice, Fiodorov s'abandonne à son nouveau métier. Il choisit l'ophtalmologie, s'investit sans concession. Dans l'URSS des années 60, les tensions avec l'Occident sont à leur paroxysme. La crispation est aussi bien militaire que politique et bien sûr, scientifique. La course à l'armement se double d'une frénésie pour les sciences dont la quête spatiale est le symbole. La médecine est aussi un terrain de concurrence exacerbée. C'est dans la recherche que Fiodorov trouve à épanouir son tempérament de lion. Un engagement tout autant politique que médical, un engagement total.

Comment un Anglais peut-il avoir l'ascendant sur l'URSS dans le domaine du traitement chirurgical de la vue ? C'est ainsi que Fiodorov doit se formuler cette question quand Sir Harold Ridley implante le premier oeil au Royaume Uni. Alors, il lui emboîte le pas et pose à son tour le premier implant dans un oeil russe. Mais ça ne lui suffit pas, quel intérêt présente la prouesse technique si c'est pour servir l'intérêt d'une compagnie anglaise ?

L'indépendance de la Russie vis-à-vis de la firme produisant les implants s'impose comme une évidence. Fiodorov se lance dans la conception de ses propres implants, qu'il commercialise. Une première approche réussie du monde des affaires, dans laquelle Fiodorov prouve qu'il sait concilier bataille scientifique, intérêts commerciaux et enjeux politiques internationaux. Ainsi faut-il procéder pour progresser en URSS. Fiodorov semble avoir parfaitement intégré les subtilités du jeu.

Cette entrée en matière n'est encore qu'un prélude. L'ogre Fiodorov a faim. Son appétit est insatiable. Pour cela, il exhume le travail enterré d'un japonais. Dans les années 1930, Tsutomu Sato[126] incisait les cornées[127] pour améliorer la réfraction des pilotes de l'Empire. Il obtient quelques résultats, avant de réaliser l'ampleur du désastre. Lacérés par des incisions transfixiantes, les endothéliums ne tiennent pas la durée. Les décompensations cornéennes et kératopathies bulleuses à affronter sont terribles. Un traumatisme tel, à l'échelle du Japon, que cet épisode est aujourd'hui encore évoqué pour expliquer en partie la réticence de l'île vis-à-vis de la chirurgie réfractive moderne. Résigné à l'avènement des lentilles de contact, Sato interrompt ses expériences dans les années 1950. Ses conclusions sont poussées sous le tapis.

Tel est le flambeau ravivé par Fiodorov vingt ans plus tard. Corriger la réfraction par une modification morphologique de la cornée, voilà l'idée maîtresse qu'il reprend et qu'il enrichit des conclusions tirées de la catastrophe japonaise. Il met au point sa technique à la clinique de recherche expérimentale du ministère de la Santé de l'Union Soviétique : des incisions non tansfixiantes. La kératotomie radiaire est née. Seuls les myopes peuvent en bénéficier. Le XVe siècle leur avait apporté les premiers verres correcteurs, la science des années 1970 va les en dispenser.[128]

Surfant sur les succès de sa méthode, Fiodorov crée son propre établissement de soins. Il ouvre une clinique à Moscou en 1988, le Fiodorov Eye Microsurgery Complex[129]. Un premier voit le jour, puis un deuxième. Ses centres chirurgicaux d'un nouvel ordre fleurissent. Le travail chirurgical est partagé, réservant aux chirurgiens différentes étapes de l'opération en fonction de leur expérience. Chacun tient sa place, les patients viennent aux différents postes depuis les brancards installés sur une plateforme tournante. Les images ne sont pas sans rappeler certaines séquences des Temps Modernes, ce film dans lequel Charlie Chaplin se trouve confronté au travail à la chaîne, incapable de faire face au débit des tapis roulants. C'est donc dans l'URSS de la Perestroïka que resurgit, sous une forme à peine déguisée, un véritable fordisme. Et ça marche ! Les « chaînes de montage » de Fiodorov permettent d'opérer quotidiennement un nombre de patients record.

« Les unités de Fiodorov opèrent à la chaîne. »

Le succès des cliniques de ce Russe charismatique est international. On vient de toute part pour se faire opérer dans ses centres qui s'exportent bientôt à l'étranger. En URSS, l'ophtalmo « show-business » bénéficie d'une immunité totale, mais pas en France où l'on interdit sa clinique pour raisons éthiques. Un chirurgien ne sera jamais un ouvrier de la santé, le corps n'est pas un produit industriel comme les autres ! Qu'importe, Fiodorov envoie un bateau reconverti en clinique opérer dans les eaux internationales.

Au cours de sa carrière, la réussite et la notoriété de Fiodorov en Occident lui offrent de multiples occasions de rejoindre l'ouest, mais il reste fidèle à l'URSS. Malgré les 17 années de rééducation de son père, il a choisi son drapeau. Chirurgien talentueux, redoutable homme d'affaires, il devient même un symbole de la Perestroïka. Au milieu des années 1980, quand Gorbatchev entreprend ses réformes économiques, Fiodorov est l'un des grands investisseurs du pays. La santé, les casinos, toutes formes d'affaires font de lui l'un des hommes les plus riches de la « nouvelle » URSS. Très en vue, il devient une sorte de héros progressiste et nostalgique des années soviétiques.

Lors du démantèlement de l'URSS, après 1991, il se lance en politique. Il devient membre du Congrès du Peuple et est élu à la Douma en 1993. On dit qu'il refuse une offre de Boris Eltsine pour devenir son premier ministre. En 1996, il se présente à la présidentielle, dont il se retire, crédité seulement d'environ 1% des intentions de vote.

Riche homme d'affaires, il réalise finalement son rêve d'enfant : piloter. Ainsi fut le destin de cet homme d'exception. Dérobé à ses espoirs, sa carrière médicale s'est envolée vers des horizons stratosphériques mais c'est dans un cockpit plutôt que dans son bloc opératoire qu'il rêvait de dominer le monde.

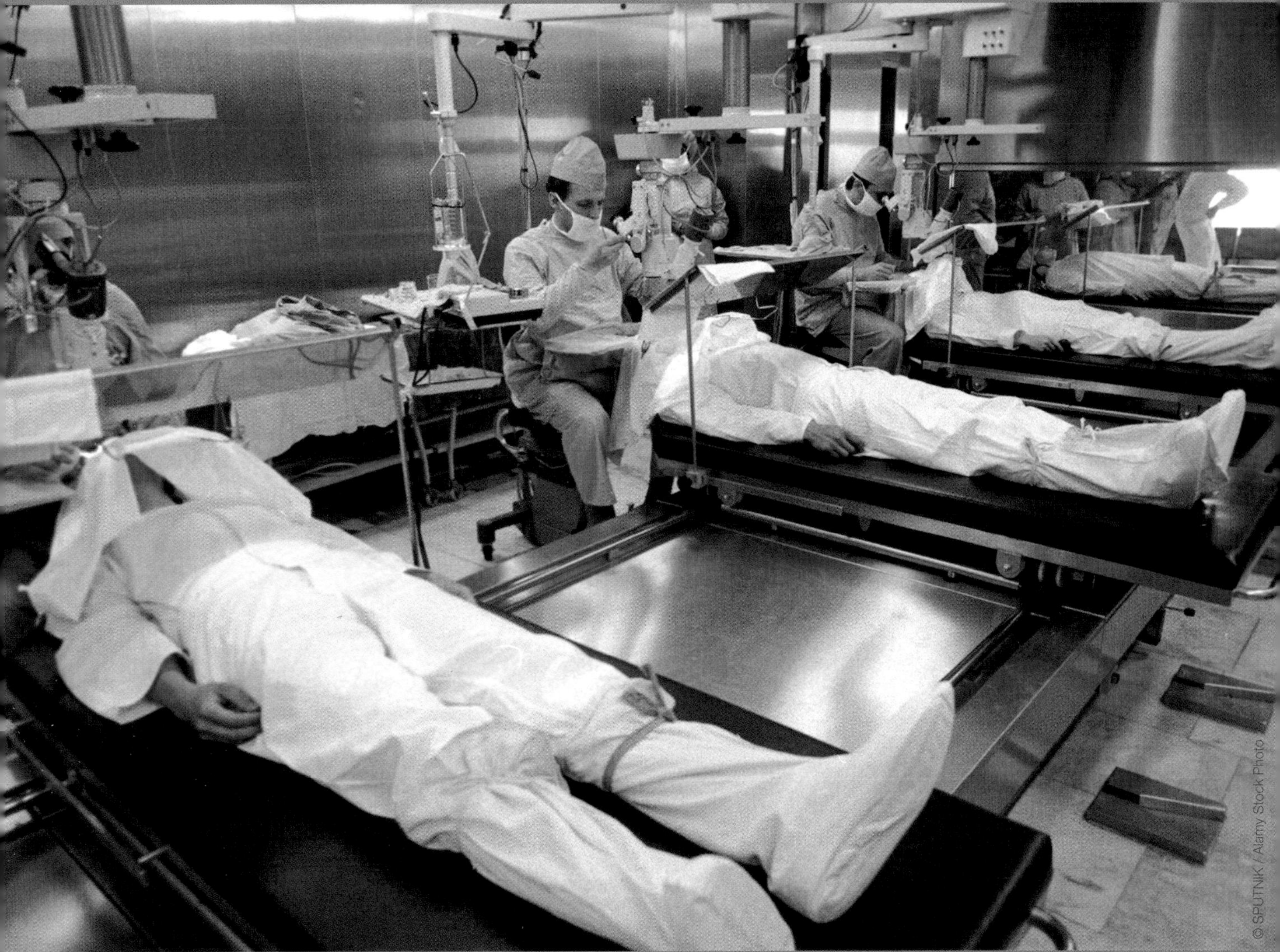

Unités chirurgicales du Dr Fiodorov - Fiodorov Eye Microsurgery Complex

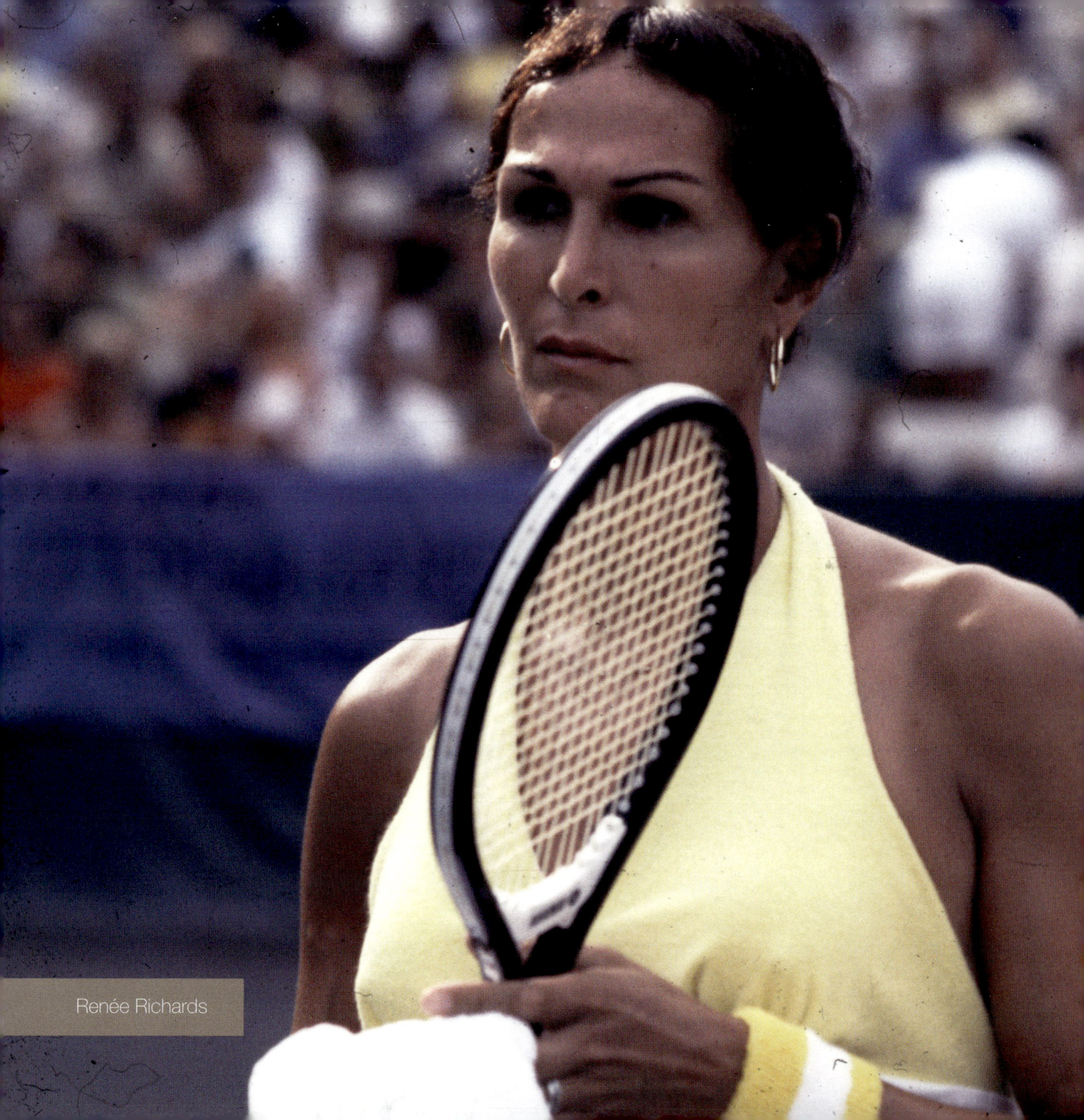

Renée Richards

CHAPITRE 14 : RENÉ(E)

RENÉE RICHARDS (1934 -)

Célèbre strabologue New-Yorkaise née en 1934, Renée Richards devient à 45 ans la vingtième joueuse mondiale de tennis. Elle atteint la finale du double à l'US Open et le troisième tour en simple. Plus tard, elle deviendra l'entraineuse de Martina Navratilova et aidera la championne à retrouver sa place perdue de numéro 1 mondiale. Des résultats sportifs brillants à qui la championne doit sa notoriété, mais pas seulement… Si Renée Richards est rentrée dans l'histoire c'est aussi parce qu'avant d'être Renée, celle qui est devenue un emblème de la communauté LGBT[130] s'appelait Richard.

« Si seulement c'était seulement Renée… »

CHRIS EVERT

Ses amis le surnomment affectueusement « Dick ».

A la fac, c'est un excellent sportif, brillant joueur de tennis, capitaine de son équipe de Yale et Rochester. Ses études terminées, il devient capitaine de corvette et continue à jouer au tennis pour la marine. Médecin installé, il reste excellent, classé 13e des plus de 35 ans aux Etats Unis en 1974. En ophtalmologie, Dick survole son sujet. Une main adroite, des études faciles et un cerveau cortiqué, qui en font rapidement l'un des praticiens les plus en vue de New-York. Dick est un homme à femmes, toujours sur sa moto accompagné des plus belles dames. Il se marie à une mannequin, qui lui donne un garçon. Sur tous les tableaux, Richard Raskind brille.

Et pourtant, quelque chose ne va pas. Les années de thérapie qu'il s'impose trois fois par semaine n'y font rien. Toujours ce vague à l'âme, ces souvenirs de jeunesse qui le hantent. Les robes empruntées à sa soeur, ce corps d'adolescent qu'il rase, qu'il maquille et qu'il travestit. Pour Raskind, c'est une évidence : il est une femme dans un corps d'homme.

Une première fois, il s'était défilé. Au dernier moment, il avait quitté sa clinique au Maroc. Mais cette fois, il est décidé. Un matin d'août 1975, il entre dans une chambre d'hôpital pour changer de sexe. L'opération est un succès. Hormonothérapie. Richard prend le nom de Renée, conjugaison du verbe « renaître » en français.

> « Pour Raskind, c'est une évidence : il est une femme dans un corps d'homme. »

Après avoir changé de corps, Renée Richards veut changer de vie. Elle s'installe incognito en Californie, laissant femme et enfant derrière. A Newport Beach elle ouvre un cabinet d'ophtalmologie et participe à des tournois de tennis sous sa nouvelle identité. Mais elle est bientôt reconnue par un ancien adversaire. La fédération s'oppose à son inscription dans les tournois féminins. Renée engage une procédure. Un combat de plusieurs mois qui aboutit devant la cour Suprême des Etats-Unis. Les droits de la joueuse sont reconnus.

En septembre 1977, c'est son premier match en grand chelem. Sur le central de Forest Hills[131], elle affronte Virginia Wade, la très récente vainqueur de Wimbledon. C'est la ruée pour voir jouer le phénomène. Photographes et journalistes accourent de tous les pays pour couvrir la controverse. Bob vissé sur la tête, le mètre quatre-vingt cinq de Renée s'incline en simple. Défaite au premier tour, mais en double, elle atteint la finale, qu'elle perd face à Martina Navratilova et Betty Stove.

Malgré ces résultats sportifs encourageants, Renée Richards continue de susciter la méfiance. Elle se voit refuser sa participation à Wimbledon. A Roland Garros, on lui demande de passer un test de féminité, ce qu'elle refuse. On se moque, suggérant qu'elle pourrait jouer seule le double mixte. Même Chris Evert, cette grande championne, se demande publiquement si Renée Richards a bien sa place sur le circuit féminin et confie ses doutes au Washington Post, alimentant la polémique : « *Si seulement c'était seulement Renée... Mais il y a toujours ce sentiment tenace qu'il y aura un autre transsexuel là, plus jeune et plus fort, en meilleure position pour dominer le circuit* ».

L'aventure de Richards nourrit les fantasmes les plus fous ! Et pourtant, la crainte de Chris Evert sur la suprématie des athlètes transgenres ne se réalisera pas, même si encore aujourd'hui, la question de la transsexualité dans le sport préfère les têtes d'affiche des tabloïds aux unes des journaux sportifs.

En 1977, la gauchère remporte à Buenos Aires le seul titre de sa carrière. En 1978, elle est au troisième tour de l'US Open et s'incline face à Chris Evert. En 1979, elle décroche son meilleur classement, 20e joueuse mondiale. Des victoires, quelques bons résultats, mais la carrière de Renée Richards est brève. Elle ne reste que quatre ans sur les courts.

Elle ne renonce pas au tennis pour autant et devient coach de Martina Navratilova, immense championne dont les résultats ne sont pas toujours à la hauteur du talent. C'est un triomphe ! La carrière de Navratilova redécolle, atteint de nouveaux sommets. Durant leurs deux années de collaboration, la championne enchaîne les titres, ne perdant qu'une poignée de matchs. Elle reprend la première place mondiale à Chris Evert. L'ophtalmologiste dote Martina d'un regard neuf : une vision sur le jeu plus complète, plus exigeante, et l'athlète conspuée transmet à Martina son mental d'acier. Un esprit de fer grâce auquel elle est invincible. Voilà sans doute la plus grande réussite de Renée Richards dans le tennis. Après sa carrière, Renée Richards retourne dans sa ville d'enfance. A New York, elle reprend le métier d'ophtalmologiste : chirurgie et consultation, qu'elle ne cessera qu'à quatre-vingts ans. Dans sa résidence de Puthan Country, au nord de New York où elle vit aujourd'hui avec ses chiens, Renée Richards n'accorde que très peu d'interviews. A ceux qui ont eu la chance de l'interroger, elle se raconte volontiers.

Sur la question de la chirurgie de réassignation sexuelle, elle répond :
« A ceux qui ont 18 ou 20 ans, et qui en ont vraiment envie : allez-y ! Corrigez ce que la nature a mal fait. Mais si vous êtes un pilote d'avion de 45 ans, que vous avez une ex-femme et trois enfants qui sont devenus des adolescents, il vaut mieux prendre du Prozac, du Zoloft et se tenir éloigné de tout ça. Car finalement, est-ce que tout le monde ne se dit pas que sa vie aurait pu être différente ? »

Un aveu en forme de remord à confronter aux reproches d'un fils qui ne s'est jamais résolu au changement de sexe de son père. A son heure de gloire, Renée répondait à ses détracteurs que la seule chose qui la motivait, c'était son envie. *« Je ne fais pas un acte militant mais quelque chose d'égoïste »* aimait-elle dire. Penser à soi, voilà précisément ce que lui reproche son fils et qui peut-être affleure dans ces quelques lignes. Mais la sportive a sa conscience pour elle.

« J'ai été chirurgien, officier de marine, diplômée de Yale, championne de tennis. Toutes ces choses parlent pour moi. Mais c'est en m'efforçant d'être la meilleure possible dans ma spécialité, ayant été un bon médecin et chirurgien, que j'ai été utile aux autres. C'est de cela dont je suis la plus fière, plus que d'être devenue une pionnière pour la communauté transsexuelle ».

Fière d'être ophtalmologiste ! Voilà ce qui à ses yeux constitue la principale réussite de sa vie. A l'heure de son bilan, elle conclut d'un point final des plus élogieux pour notre spécialité :
« J'ai eu deux identités sexuelles, homme puis femme, et deux identités professionnelles, chirurgien puis joueuse de tennis. Lorsque j'ai repris mon activité médicale après une période d'incroyable notoriété, j'ai renoncé à être un personnage public et à une part de légèreté. Il me fallait de nouveau inspirer la confiance. Je pratiquais une opération sur les yeux des gens, sur les yeux des enfants. Cela demande d'être

absolument sérieux ! Cela n'avait plus rien à voir avec le fait d'être une star ! »

Aujourd'hui encore, Renée Richards demeure l'un des rares ophtalmologistes à être devenu sportif de haut niveau. A ses côtés on pourrait citer Mark Edward Loane[137], ophtalmologiste bel et bien masculin, qui fut joueur de rugby à XV international pendant 10 ans pour l'équipe d'Australie.

ÉPILOGUE

Singer et Polignac, l'union non consommée d'un prince français et de la riche héritière d'un empire industriel américain. Lui homosexuel, elle portée vers les femmes. Une harmonie spirituelle pour cette union aussi libre que chaste. Une entente sur le terrain des arts qui a donné cet hôtel si particulier du 16e arrondissement parisien. L'un des derniers réalisés avec une telle ambition architecturale, dans ce Paris fou des amateurs d'art et grands mécènes du XIXe siècle, comme l'étaient le comte Edmond de Polignac et Winnaretta Singer, son épouse.

En 1928, l'hôtel devient une fondation en faveur des arts. Un mécénat institutionnel pour promouvoir la musique, les lettres et les sciences. On y alloue des bourses d'étude, on y édite des ouvrages. Et l'on y organise soirées, causeries et concerts privés.

Ce soir est un soir de représentation. Sur l'estrade, un homme s'efface et baisse les bras : place à la musique ! Les doigts du pianiste caressent l'ivoire. Les premières notes enveloppent la pièce. La salle est exigüe mais si riche d'âme et de corps. Un lieu chargé d'histoire. Lustres, tapisseries, feuille d'or et miroirs classiques. Dans cette atmosphère confinée, le Steinway vibre de toute son âme. Il berce les coeurs.

Au premier rang, dans une douce mélancolie, le président de la fondation savoure ces instants de grâce. Le professeur Pouliquen porte le flambeau de cette lutte secrète pour les arts. Applaudissements nourris, les artistes saluent un public debout. Ce soir encore, c'est une réussite !

Dans les salons, ce père des mécènes, remercie ses invités. Qu'il est loin, ce soir, de son précédent métier. Chercheur et patron exigeant, celui qui trépanait les cornées, soignait les grands de ce monde, Enver Hoxha le dictateur albanais, ou bien Hassan II roi du Maroc, n'était en rien destiné à organiser des concerts.
Comme il aime à le dire, *« l'ophtalmologie mène à tout »*.

Ce soir Yves Pouliquen, ophtalmologiste éminent, écrivain talentueux et biographe éclairé, est un amateur d'arts.

« L'ophtalmologie mène à tout. »

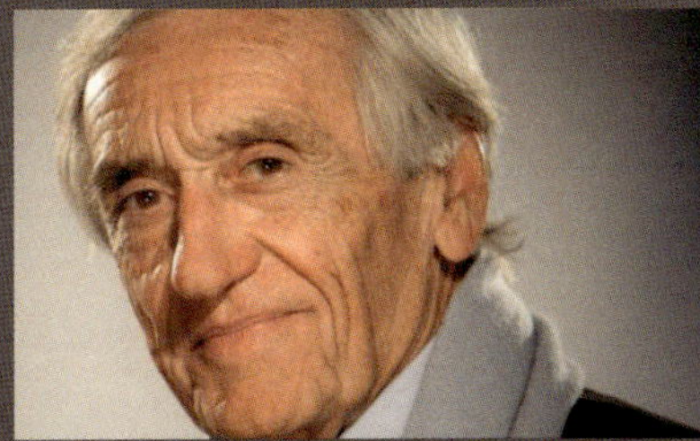

YVES POULIQUEN (1931 -)

Né à Mortain, le 17 février 1931. Ophtalmologiste spécialiste des maladies de la cornée, il devient professeur à l'Hôtel-Dieu en 1966 dont il est nommé chef de service en 1980. Biographe et essayiste, il est élu en 2001, au fauteuil 35 de l'Académie française. Le seul chirurgien académicien de l'histoire avec Henri Mondor. Depuis 2006, il préside la fondation Singer Polignac.

BIBLIOGRAPHIE

LES QUESTIONS D'ARISTOTE

1. HIRSCHBERG Julius : Geschichte der Augenheilkunde, Berlin 1899-1918, en 10 volumes; le premier abordant spécifiquement l'ophtalmologie dans l'Antiquité. L'ouvrage de Hirschberg a fait l'objet d'une traduction en anglais par Frédéric Blodi sous le titre « History of ophtalmology ».

TRAITÉ DE MÉDECINE

2. « Traité de médecine », Celse. Traduction préfacée par Paul Broca – 1876
3. Le Code d'Hammurabi

LE VANITEUX

4. « Histoire de l'ophtalmologie », Julius Hirschberg
5. « Méthode thérapeutique à Glaucon », Galien
6. « Comment il faut reconnaître le meilleur médecin », Galien
7. « Pratiques anatomiques », Galien
8. Bibliothèque en ligne medic@ : Oeuvres de Galien

LA PIERRE DE LECTURE

9. « Nafh al-tib », ouvrage principal de l'historien Ahmed Mohammed al-Maqqari

LA VUE CHANGE DE SENS

10. « Kitab al-Manazir » (Traité d'optique), rédigé par Alhazen

JEAN XXI

11. Barrie F.J. Petrus Hispanus Philosophe Médecin Universitaire Homme du XIIe siècle. Son oeuvre oculistique. Thèse pour le doctorat d'Etat en Médecine 1988

12. Amico D. Un oculista divenuto papa, Arch Ottal 1931; 38: 564-566.
13. Esteban M. Historia de la Estrabología. Acta estrab 1993; 21: 103-104.
14. Gilson E. Philosophie du Moyen-Age. Paris. Payot & Co 1922; 118-126.
15. Shastit H. Peter the Spaniard. Amer Encycl Ophth Chicago. Cleveland Press. 1918; 12: 9.628.
16. Remky H. Petrus Lusitanus (Hispanus) Papst Johannes XXI. München. Hebrig. 1995; 1-16.
17. Shipperges H. Der Garten des Gesunheit. München. Artemis 1987.
18. Villard H. Notre éminent confrère le Pape Jean XXI. Soc Franç Opht 1937; 50: 61-69.

LA TRINITÉ DE L'OEIL MODERNE

19. Oeil et Optique dans les carnets de Léonard de Vinci - Thèse de Médecine du Dr Bernard Boullaud 1987
20. Histoire du strabisme dans l'Art - Pierre Amalric, Médecine et Armée, 1985, 13 n°3 p298
21. L'optique de Léonard de Vinci - D Argenteri, IGDA Navara, 1958.
22. Léonard de Vinci ouvrier de l'intelligence - F. Bérence La Colombe, édition vieux Colombier, Paris 1947.
23. Léonard physiologist - F Bottazzi, IGDA Navara, 1981.
24. Léonard de Vinci : dessins anatomiques - Da Costa Paris, 1961.
25. « Discours de la méthode », Descartes.
26. « La dioptrique », Descartes.

JACQUES L'OPPORTUNISTE

27. « Un oculiste au siècle des Lumières », Yves Pouliquen – Editions Odile Jacob.

L'AMI DU PEUPLE

28. « Marat avant 1789 », De Cock, Jacques, Fantasques éditions, 2003.
29. « De la presbytie accidentelle », Marat, 1776.
30. « Essai sur la blennorrhée », Marat, 1775.
31. Association between Body Level of Trace of Metals and Glaucoma Prevalence, Jama Ophtalmology, 2015, Lin SC, Singh K, Lin SC.

ENTRE AVEUGLES

32. « Du strabisme dans ses applications à la physiologie de la vision », Javal, 1868.
33. « Entre aveugles, conseils à l'usage des personnes qui viennent de perdre la vue », Javal, 1903.
34. « Manuel du strabisme », Javal, 1896.

EL FILIBUSTERO

35. José Rizal : Philippine National Hero and Ophtalmologist, Jama ophtalmology, 2001 – Tracy B. Ravin.

UNE VIE AVENTUREUSE

36. « Ma Vie aventureuse » (memories and adventures), Conan Doyle, 1924.
37. « Flamme d'argent » (Silver Blaze), Conan Doyle, 1892.
38. Interview télévisuelle disponible sur le site de l'Institut National de l'Audiovisuel.

AU SUIVANT

39. Saving Sight : an eye surgeon's look at life behind the mask and the heroes who changed the way we see, Andrew Lam, 2013.

RENÉE

40. The lady regrets, New York Times, 2007 1er février, Joyce Wadler.
41. Second Serve (film), 1986.

ET POUR TOUS LES PERSONNAGES

42. « Les ophtalmologistes naissance et histoire d'une profession », Denis Durand de Bousingen, Jacques Voinot, 2011.
43. Merci aussi au Syndicat National des Ophtalmologistes de France, le SNOF, ainsi qu'à la Société Francophone de l'Histoire de l'Ophtalmologie, SFHO, qui ont consacré de nombreuses études aux grands ophtalmologistes d'autrefois, dont certaines ont contribué à nourrir cette étude.

ANNEXES

[1] Julius Hirschberg (1843 - 1925) : ophtalmologiste Allemand et historien de la médecine. Il a écrit « histoire de l'ophtalmologie » en 9 volumes, ce qui lui prendra 20 ans. En 1879 il utilise un aimant pour retirer un corps étranger oculaire. Il a laissé son nom à un instrument de mesure du strabisme.

[2] Stidham Brian (1967 - 2004) : ophtalmologiste pédiatrique poignardé à mort en Arizona par Ronald Bruce Bigger, tueur à gage engagé par Bradley Schwartz, un confrère jaloux.

[3] Charles Horace Mayo (1865 - 1939) : ophtalmologiste américain. Co-fondateur de la clinique Mayo, il fut parmi les premiers à avoir l'idée de rassembler les différents cliniciens au sein d'une même structure de soins.

[4] Jacques Sourdille (1922 - 1996) : ophtalmologiste. Député français président de région et Sénateur pour le RPR.

[5] Jules Stein (1886 - 1991) : ophtalmologiste et businessman de Chicago. Il fonde la Musique Corporation of America, un géant de l'industrie du disque.

[6] Ouvrage de questions-réponses signé d'Aristote mais dont la paternité est discutée. Cf. L'histoire de l'ophtalmologie de Julius Hirschberg.

[7] Alexandre le Grand (356 - 323 av J.-C.) : conquérant et roi de Macédoine. Propos consigné par Julius Hirschberg à partir des écrits d'Alexandre.

[8] Cataracte = Opacification du cristallin (lentille intra-oculaire), qui empêche le passage de la lumière.

[9] Exposé au musée du Louvre et rédigé en écriture cunéiforme.

[10] Projet à rapprocher de celui des Lumières quelques dizaines de siècles plus tard.

[11] Luxer = déplacer.

[12] Cité grecque d'Asie mineure aujourd'hui en Turquie. Haut lieu de culture, d'art et de science gréco romain proche de la ville de Troie.

[13] Propres livres XIV, 6.

[14] Hippocrate (-460 ; - 370).

[15] Egalement dite phlegme.

[16] Egalement dite bile noire.

[17] Littéralement : mauvais mélange. Déséquilibre.

[18] Ville fondée par Alexandre le Grand.

[19] Galien traite d'anatomie dans « Pratiques anatomiques », composé de 15 livres.

[20] « About the causes of the symptoms » (principalement) et « about topical disease ».

[21] Philosophe, dramaturge et homme d'Etat romain du Ier siècle après J.-C.

[22] « About the causes and symptoms ».

[23] Pneuma zootique.

[24] Pneuma physique.

[25] Pneuma psychique.

[26] Doctrines d'Hippocrate et Platon.

[27] « System of medicin » et « Méthodo merendi ».

[28] Sorte de gymnase antique, de sport privé.

[29] La peste antonine - Peste ne doit pas ici faire référence à la maladie découverte par Alexandre Yersin, mais à un terme générique qui à cette époque désigne les épidémies. Cette épidémie doit son nom à la dynastie qui dirigeait Rome à cette époque : les Antonins. Le paléo diagnostic s'interroge encore sur la nature infectieuse de cette épidémie. Sans doute la variole.

[30] Methodo Merendi.

[31] Mu'min ibn Said, contemporain d'Abbas Ibn Firnas. Poète sous Mohammed 1 à la cour de Cordoue.

[32] Considérée à l'époque comme une branche des mathématiques.

[33] Dans son ouvrage Opticae Thesaurus - la première description scientifique connue du pouvoir grossissant des lentilles.

[34] Quartz hyalin auquel de grands cristaux de silice donnent l'aspect incolore et limpide.

[35] Selon l'historien Ahmed Mohammed al-Maqqari.

[36] Ou bien les côtes, les sources diffèrent.

[37] Avicenne (980 - 1037) : médecin perse.

[38] Kitab al-Manazir (Traité d'optique).

[39] Livre 1.

[40] Et son école philosophique, l'école péripatéticienne dont St Thomas d'Aquin, contemporain de Petrus, se fera le commentateur de renom.

[41] Ancêtre des lunettes, dépourvues de branches.

[42] Lagune de Venise.

[43] On peut supposer sans risque que les amétropies, accentuées par le mode de vie moderne (notamment le travail en vision de près et la lecture) étaient moins nombreuses à cette époque. L'exigence visuelle était moindre également. Pendant des millénaires, les myopes étaient destinés au travail de près comme la couture et les hypermétropes aux métiers requérant une parfaite vision de loin, comme les veilleurs postés en vigie sur le nid-de-pie d'un navire.

[44] Ici, au sens de « pneuma ».

[45] Q.I folio 13 Verso Windsor.

[47] Qui décime la moitié de la population d'Europe entre 1347 et 1352 (25 à 50 millions de morts).

[48] Dite Petite Vérole - Un être humain sur dix né avant 1900 en est mort dans l'histoire de l'humanité. Un sur cinq définitivement mutilé - Maladie déclarée éradiquée par l'OMS depuis 1977.

[49] Dite Grande Vérole.

[50] Procédé d'impression dont on trouve des traces en Chine au XIe siècle.

[51] Dont un des poèmes laissera le nom.

[52] De la main gauche.

[53] Codex Arundel folio 172 recto.

[54] Ms. D folio 8 recto.

[55] Cogito Ergo Sum.

[56] Les syllogismes et la scolastique ; méthodes de raisonnement intuitives du Moyen Âge.

[57] Discours de la méthode (sixième partie).

[58] Les lois de Snell-Descartes peuvent être entièrement déduites du principe de Fermat, et en physique moderne des équations de Maxwell de l'électromagnétisme.

[59] Lentille intra-oculaire.

[60] Paré Ambroise (1510 - 1590). Améliore les techniques de cautérisation et met au point la ligature des artères.

[61] Harvey William (1578 - 1657) : chirurgien anglais qui découvre les lois de la circulation sanguine.

[62] Félix Charles François (1635 - 1703) : chirurgien français célèbre pour avoir opéré la fistule de Louis XIV.

[63] Enveloppe.

[64] Lettre ouverte à M de Joyeuse, 30 septembre 1748, Mercure de France.

[66] Concile de Tours, 1163.

[67] Où meurent chaque année 5000 malades quand Paris compte 500 000 habitants.

[68] Une prime d'engagement pour 3 ans, qui s'étire tout le temps de guerre.

[69] Si ce n'est que l'hôpital venait de subir une nième rénovation O combien polémique.

[70] Taylor John (1703 - 1772) : ophtalmologiste anglais.

[71] Avant que Fréderic le grand de Prusse ne le chasse en menaçant de le pendre car il le prenait pour un espion.

[72] Sur sa tombe, une modeste épitaphe :
« Ici reposent en paix les restes d'un homme qui fut le plus remarquable de son siècle par le savoir qu'il avait de son art, le plus utile à l'humanité ; le créateur a fait de lui non seulement un praticien de cet art mais un inventeur ; Son esprit rendait la lumière, sa main touchait aux plus profonds secrets et était guidée par l'esprit qui a crée l'être humain ». Suivent en français *« O dieux, Taylor repose dans cette tombe, l'oculiste fameux. Apres avoir si souvent redonné la vue à ses patients, il a maintenant fermé ses yeux a jamais. »* .

[74] Courrier d'Avignon en 1736.

[75] Courrier d'Avignon du 4 décembre 1736.

[76] Courrier d'Avignon 21 mars 1737.

[77] Enveloppe.

[78] Lettre ouverte à M de Joyeuse, 30 septembre 1748, Mercure de France.

[79] Addition de la lettre sur les aveugles - Diderot.

[80] Descendante d'électeurs palatins.

[81] Appelés aujourd'hui ciseaux de Katzin et utilisés dans les greffes de cornée. Katzin Herbert (1914 - 1995) est un chirurgien new yorkais, pionnier des greffes de cornée. Il a donné son nom aux ciseaux courbes utilisés pour trépaner les cornées.

[82] Mémoire présenté le 13 novembre 1752 au 5 rue de l'école de médecine à l'académie royale de chirurgie.

[83] Estimé à 70% au Mali – Institut d'ophtalmologie tropical africain – 1995.

[84] L'anesthésie topique par cocaïne est inventée en 1884 par Carl Köller (1857, 1944).

[85] Extracapsulaire.

[86] Intracapsulaire.

[87] Ridley Harold (1906 - 2001) : ophtalmologiste anglais ayant posé le premier implant intra oculaire en 1949.

[88] Kelman Charles (1930 - 2004) : ophtalmologiste américain qui met au point la phako emulsification du cristallin en 1967.

[89] Première forme de vaccination – Une histoire passionnante, grâce à laquelle la variole, maladie infectieuse la plus mortelle de l'histoire de l'humanité (Un être humain sur dix en est mort

dans l'histoire de l'humanité. Un sur cinq définitivement mutilé) fut déclarée entièrement éradiquée en 1977.

90 JAMA Ophthalmology. 2015 Oct - Association Between Body Levels of Trace Metals and Glaucoma Prevalence.

91 Tuberculose pulmonaire.

92 Stances et Poèmes (1865).

93 René-François Sully Prudhomme (1839 - 1907).

94 Joseph Forlenze (1757 - 1833) : ophtalmologiste italien.

95 Louis-Auguste Desmarres (1810 - 1882) : ophtalmologiste ayant fondé sa propre clinique. Il a donné son nom à l'écarteur de Desmarres.

96 William Bates (1860 - 1931) : ophtalmologiste new yorkais. Il a mis au point la méthode controversée qui porte son nom exposée dans son livre « Perfect Sight Without Glasses ». Bates prend le pari qu'il est possible de corriger les troubles de la vue, par diverses méthodes de relaxation mentale et d'exercices des yeux, sans recours aux lunettes.

97 Henri Parinaud (1844 - 1905) : ophtalmologue et neurologue parisien. Elève de Charcot qui le prend comme collaborateur à la Pitié Salpêtrière. Ami de Babinski. Il est considéré comme le fondateur de l'ophtalmologie française. Pionnier en particulier de la neuro-ophtalmologie. Il décrit le syndrome qui porte son nom et laissé son nom à l'échelle de mesure de l'acuité visuelle en vision de près. Il aura pour élève Morax Victor (1866- 1935), Ophtalmologiste suisse qui a découvert la famille des Moraxella.

99 Par Ferdinand Gautier - Publié dans le bulletin de l'association des anciens élèves de l'Ecole des Mines, janvier 1907.

100 1807 : « Lecture on optical Instruments ».

101 Keratomètre - Instrument permettant de mesure l'astigmatisme cornéen.

102 Communication à Londres en 1881 « Un ophtalmomètre pratique ».

103 Les aveugles - Les fleurs du mal, 1857 - Baudelaire.

104 Paul Chibret (1844 - 1911) : ophtalmologiste fondateur de la SFO en 1883.

105 Henry Chibret (1876 - 1943) : pharmacien, fils d'Henry Chibret et fondateur des laboratoires Théa.

106 Sans doute la complication d'une pleurésie tuberculeuse contractée quelques années plus tôt – Source la famille Chibret, Kaltenbach.

108 Zamenhof Ludwik Lejzer (1859 - 1917) : ophtalmologiste polonais, ayant mis au point la langue internationale de l'Esperanto.

109 Le flibustier.

110 Ethnie principale des Philippines – Peuple natif.

111 Exposition universelle de 1889 à laquelle Rizal exposera un buste dont il est l'auteur.

113 Louis de Wecker (1832 - 1906) a fréquenté la clinique de Desmarres. Des ciseaux droits portent son nom.

114 Il emploie déjà le terme moderne de filtration.

115 Jose Rizal: 100 Letters of Jose Rizal to his Parents, Brothers, Sisters, Relatives. Manila Philippine National Historical Society, 1959 (ainsi que les 2 citations suivantes).

116 Ernst Fuchs (1851- 1930) : ophtalmologiste viennois à qui l'on doit la tâche, l'uvéite et la dystrophie de Fuchs.

117 Rudolf Virchow (1821 - 1902) : anatomopathologiste allemand, considéré comme l'un des fondateurs modernes de sa discipline.

118 C'est d'ailleurs à son passage aux Philippines que le navigateur perd la vie.

119 Alzona G Jose Rizal: A Biographical Sketch. Manila Philippine National Historical Institute, International Congress on Rizal1979.

[120] De Ocampo G, Fernando A, Sevilla C, Tamesis J Dr Jose Rizal: Ophthalmologist. Manila Philippine National Historical Institute,1979.

[121] La flibustierie.

[122] Alzona G Jose Rizal: A Biographical Sketch. Manila Philippine National Historical Institute, International Congress on Rizal, 1979.

[123] Citation, comme toutes celles de ce chapitre, extraite de « Ma Vie Aventureuse », l'autobiographie de Conan Doyle rédigée à la fin de sa vie. Un ouvrage passionnant pour mieux connaître le personnage haut en couleurs qui se cache derrière le créateur de Sherlock Holmes.

[124] Complication neurologique tardive de la syphilis.

[125] Emile Gaboriau (1832 - 1873) : écrivain français considéré comme le père du roman policier.

[126] 1902 - 9 Juin 1960.

[127] Le principe étant de provoquer de l'oedème pour modifier la forme de la cornée et induire une modification de réfraction 128 PKR : Photokératectomie refractive. Première technique de chirurgie refractive. Le laser photo ablatif permettra l'apparition des techniques actuelles. La PKR dans les années 80. Le Lasik dans les années 90.

[129] MNKT.

[130] Lesbian, Gay, Bisexual, Transexual.

[131] Localité du tournoi avant d'être déplacé à Flushing Meadow.

[137] Mark Edward Loane, (né le 11 juillet 1954). Ophtalmologiste australien ayant évolué au poste de troisième ligne centre à un niveau international pour l'équipe d'Australie.

Merci aux partenaires qui ont soutenu la réalisation de cet ouvrage :

Conception graphique : Maud Jeannesson, Musiconair
Édité par OPH-Communication
Achevé d'imprimer en France chez Valblor - Illkirch
Création - Édition : Décembre 2018
Dépôt légal : dès parution